ÉTUDES MÉDICALES

SUR

L'ANCIENNE ROME

AUTRES PUBLICATIONS DE L'AUTEUR.

Mémoire sur les tumeurs de la région palatine formées par l'hypertrophie des glandules salivaires. 1857, in-8 de 24 pages.

Du traitement des kystes de l'ovaire par les injections iodées. 1856, in-8 de 16 pages.

Nouveau procédé de staphyloraphie. 1856, in-8 de 8 pages.

Considérations pratiques sur les vices de conformation du bassin, leçons et observations recueillies à la clinique d'accouchements de M. le professeur Paul Dubois. 1855, in-8 de 50 pages.

Étude clinique sur les fongosités utérines et sur leur traitement par l'abrasion et la cautérisation. 1858, mémoire in-4° de 56 pages.

Note sur les lipomes, dans le *Journal du Progrès des sciences médicales*, janvier 1858.

Mémoire sur la blépharoplastie par fusion temporaire des paupières, méthode de M. Mirault, d'Angers (*Ibid.*, juillet 1858).

Mémoire sur les polypes de l'urèthre chez la femme (*Ibid.*, janvier 1859).

Mémoire sur la réduction des luxations anciennes de la mâchoire inférieure (*Ibid.*, mai 1859).

Notes sur les tumeurs hydatiques (mars 1858); — sur une affection non décrite des ganglions lymphatiques (septembre 1858); — sur un cas de rein mobile (août 1858), etc.

De l'uréthrotomie périnéale (*Moniteur des hôpitaux*, septembre 1856).

Luxation scapulo-humérale datant de soixante-quinze jours, avec paralysie du bras et lésion de l'artère axillaire (*Revue médico-chirurgicale*, septembre 1855).

Paris. — Imprimerie de L. MARTINET, rue Mignon, 2.

ÉTUDES MÉDICALES

L'ANCIENNE ROME

PAR

JULES ROUYER

Docteur en médecine de la Faculté de Paris.

Les Bains publics de Rome.
Les Magiciennes, les Philtres, etc.
L'Avortement. — Les Eunuques. — L'Infibulation.
La Cosmétique, les Parfums, etc.
Histoire des femmes qui ont exercé la médecine.

PARIS

ADRIEN DELAHAYE, LIBRAIRE-ÉDITEUR

PLACE DE L'ÉCOLE-DE-MÉDECINE, 23

1859

PRÉFACE.

L'histoire et les mœurs de l'ancienne Rome ont été déjà l'objet de nombreuses publications. Quel que soit, en effet, le point de vue auquel on se place, c'est un curieux sujet d'études que ce peuple qui, parti d'une position si humble, est arrivé à posséder l'empire du monde pour se trouver ensuite revenu à peu près à son point de départ.

Les faits et les gestes des Romains ont inspiré un grand nombre d'historiens latins et grecs ; plusieurs écrivains nous ont également fait connaître les mœurs et coutumes de ce peuple ; nous ne trouvons cependant dans leurs ouvrages que fort peu de renseignements sur l'exercice de la médecine à Rome. Il est présumable que, dès les premiers temps, il dut exister des chirurgiens lors des nombreuses guerres qui suivirent de près la fondation de Rome ; mais on ne trouve sur ce sujet aucune mention se rapportant à une époque antérieure à l'année 535, et tout au plus à l'année 301 après la fondation de la ville. Aucun médecin romain n'a laissé d'ouvrage qui puisse nous éclairer sur cette question. Celse et Pline sont les seuls auxquels on puisse recourir ; mais ils ne nous fournissent que des renseignements à peu près insignifiants. Des indications plus nombreuses, sinon plus exactes, nous sont fournies par quelques auteurs étrangers aux sciences médicales ; ils donnent sur la pratique de notre art des détails que nous avons cru devoir rassembler dans ce livre, pensant qu'ils pourraient être de quelque intérêt pour nos confrères. Ce qui nous confirme dans cette pensée, c'est que le goût des études littéraires a été de tout temps en faveur auprès des médecins ; l'utilité et la nécessité de ces études n'ont jamais été contestées par eux, et nous en

avons eu récemment la preuve dans les manifesta-
tions sympathiques qui ont accueilli le rétablissement
du baccalauréat ès lettres.

Ces heureuses tendances du corps médical nous
font espérer que ce livre sera bien accueilli, non à
cause des qualités qu'il pourrait avoir, mais en raison
de l'intention qui nous a conduit à le composer.

Jules ROUYER.

Paris, 14 août 1859.

ÉTUDES HISTORIQUES

SUR QUELQUES POINTS

DE LA

PRATIQUE MÉDICALE

DE L'ANCIENNE ROME

I.

Les Bains publics de Rome et les Eaux minérales anciennes.

I.

Les bains constituaient une des jouissances les plus recherchées des Romains qui leur attribuaient une influence très marquée sur la santé, comme le témoigne le distique suivant de Pétrone :

> Balnea, vina, Venus, corrumpunt corpora nostra,
> Et vitam faciunt balnea, vina, Venus.

« Les bains, le vin, l'amour détruisent notre corps ; les bains, le vin, l'amour entretiennent la vie. »

Nous reviendrons plus loin sur la valeur de cet aphorisme, quand nous aurons indiqué l'extension qu'avait prise l'usage des bains, et les pratiques nombreuses qui se rattachaient à ce genre de plaisirs.

Ce fut surtout au commencement du règne des

empereurs que les établissements de bains devinrent
communs à Rome. Agrippa, gendre d'Auguste, qui fut
édile pendant l'année 724 de la fondation de Rome
(32 ans avant J.-C.), en fit bâtir cent soixante et dix (1) :
son exemple fut suivi par ceux qui le remplacèrent
comme édile ; les empereurs qui succédèrent à Auguste
en firent bâtir un grand nombre, et bientôt on compta
jusqu'à huit cents bains, d'après P. Victor (2) ; les
énumérations données par S. Rufus concordent avec
le chiffre précédent (3) : Pline ajoute que leur nombre
était infini (4).

Les bains ou thermes des Romains formaient des
édifices extrêmement vastes, renfermant un grand
nombre de salles et de cours ; nous avons trouvé des
détails importants sur ce sujet, dans un ouvrage de
l'architecte Palladio sur les thermes des Romains (5) ;
c'est une collection de dessins représentant sept des
anciens bains publics de Rome ; ce sont ceux d'Agrippa,
de Néron, de Vespasien, de Titus, de Caracalla, de
Dioclétien et de Constantin (6).

(1) Pline, *Histoire nat.*, XXXVI, 24.

(2) Publius Victor, *De regionibus urbis Romæ*.

(3) Sextus Rufus, *De regionibus urbis Romæ*.

(4) Pline, XXXVI, 24.

(5) *Les Thermes des Romains*, d'André Palladio, d'après l'édition de Londres, faite en 1730 par le comte de Burlington, sur les
dessins originaux de l'auteur, publiés sous la direction de M. Achille
Lefèvre. Paris, 1 vol. gr. in-fol., Firmin Didot, 1838.

(6) A une époque plus reculée, des bains avaient déjà été con-

Un des anciens bains, celui d'Agrippa, présentait une largeur de 200 mètres, et autant en longueur ; le plus vaste de ces établissements, les thermes de Caracalla, mesurait 400 mètres sur 350 de longueur.

Avant d'indiquer leur disposition intérieure, il est bon de connaître les diverses salles qu'on y rencontrait, etc., et d'abord celles qui étaient destinées au service des bains : l'*apodyterium*, où l'on se déshabillait, puis les salles nommées *frigidarium*, *caldarium*, *tepidarium*, *sudatorium*, *laconicum*.

Le *frigidarium*, ou salle du bain froid, contenait un vaste bassin capable de recevoir des baigneurs qui pouvaient y nager. Tout autour de ce bassin régnait une galerie nommée *scola* qui servait de promenade aux simples spectateurs ou aux baigneurs qui attendaient.

Le *tepidarium* était une salle légèrement chauffée, où les baigneurs se rendaient pour éviter le passage subit du froid au chaud ou réciproquement ; elle ne servait guère que de lieu de passage ou de transition ; cependant il y avait également des baignoires dans cette salle, mais elles étaient peu fréquentées.

Les trois autres genres de bains, *caldarium*, *sudatorium* et *laconicum* ont été souvent confondus ensemble et regardés comme une seule et même chose ; cependant je crois que l'on doit les distinguer en leur

struits par des particuliers, à leurs frais ; tels étaient les bains de Paul-Émile, de Jules-César, de Mécène, et celui de Livie.

donnant la signification suivante : le *caldarium* était
le bain d'eau chaude ; le *sudatorium*, le bain de vapeur ; cette salle était arrondie et voûtée, afin, dit
Vitruve, que la chaleur se répandît plus également
dans toutes ses parties ; dans un coin se trouvait une
cuve laissant échapper la vapeur par une ouverture
que l'on pouvait agrandir ou diminuer au moyen
d'une sorte de soupape formée par un bouclier rond
que l'on élevait ou abaissait à volonté avec une
chaîne.

Le *laconicum*, ou étuve sèche, était ainsi nommé
parce que les Lacédémoniens l'avaient inventé (1) ;
c'était une salle à double plancher en briques ; sur le
plancher inférieur se trouvaient une multitude de
petits piliers en briques qui supportaient le plancher
supérieur ; dans l'intervalle circulait la chaleur produite par un fourneau placé au-dessous que l'on
nommait *hypocaustum* (2).

Ce mot *hypocaustum*, qui désigne le fourneau, est
quelquefois employé comme synonyme de *laconicum*
(étuve sèche) et même de *caldarium* et de *tepida-*

(1) Dion Cassius, *Histoire romaine*, LIII, 27.

(2) Vitruve, *De architectura*, liv. V, 10. — Cette salle était
nommée dans le principe *concamerata sudatio*, et alors le mot
laconicum désignait le fourneau et la chaudière à vapeur. Plus tard
on nomma cette salle *laconicum*, et exceptionnellement *hypocaustum* ; la première dénomination disparut presque complètement.

rium, car c'était ce même fourneau qui chauffait la chambre et les deux bassins, à eau chaude et à eau tiède.

Vitruve donne une description des chaudières, assez difficile à comprendre : trois de ces chaudières placées l'une à côté de l'autre étaient disposées de telle sorte que l'une d'elles recevait la plus grande partie de la chaleur ; elle fournissait l'eau chaude : une autre, un peu plus éloignée, contenait l'eau tiède, enfin la troisième contenait l'eau froide ; ces trois bassins communiquaient entre eux de telle sorte que l'eau froide passait dans la chaudière à eau tiède, et l'eau tiède de celle-ci dans l'eau chaude. Il est difficile de se rendre compte de cette disposition qu'ont inutilement cherché à expliquer plusieurs architectes et notamment Claude Perrault, l'auteur de la colonnade du Louvre, Galiani, etc.

Les premiers bains qui furent construits ne recevaient pas de lumière, et les baigneurs se trouvaient plongés dans l'obscurité ; mais peu à peu on ouvrit des fenêtres destinées à les éclairer, et en dernier lieu, ils étaient largement ouverts à leur partie supérieure ; les ouvertures latérales ne fournissaient pas assez de lumière, parce que celle-ci était interceptée par les promeneurs des galeries qui entouraient les bassins des baigneurs. « Maintenant on nomme les bains des trous, des caves, s'ils ne sont pas largement ouverts de manière à recevoir toute la lumière du jour (1). »

Il y avait en outre dans les bains d'autres salles destinées à divers usages, l'*unctorium* ou chambre où l'on se parfumait; d'autres où l'on se livrait à des exercices gymnastiques, où l'on se réunissait pour causer; dans celles-ci les philosophes, les rhéteurs, discutaient ensemble, les poëtes lisaient leurs productions les plus récentes,

> . . . . in medio qui
> Scripta foro recitent sunt multi, quique lavantes
> Suave locus voci resonat conclusus (2).

« Il y en a qui déclament leurs vers en plein forum ou aux bains, lieu renfermé qui fait bien résonner la voix. »

On y affichait le programme des jeux du Cirque, des annonces de vente, etc. Quelques-uns de ces bains étaient décorés avec beaucoup de luxe et renfermaient des galeries de tableaux et de sculptures : le groupe de Laocoon a été trouvé dans les ruines des thermes de Titus; dans les bains de Caracalla, on a découvert l'Hercule Farnèse, le Torse antique, le taureau Farnèse, la Flore, les deux Gladiateurs.

Il existait en outre dans quelques bains, des cours,

(1) Sénèque, lettre 86.

(2) Horace, *Satires*, liv. I, sat. IV, v. 71. — Pétrone fait aussi allusion à cet usage dans le *Satyricon* (XCI et XCII).

des jardins où l'on se promenait avant ou après le bain.
Il y avait encore des gymnases et des salles spéciales dans lesquels on allait se livrer aux exercices
du corps avant de se rendre aux salles de bains.
Quelques-uns de ces établissements étaient très vastes,
aussi grands que des provinces entières, dit Ammien
Marcellin. Les thermes de Caracalla pouvaient recevoir jusqu'à trois mille baigneurs.

II.

Les bains étaient ouverts depuis midi jusqu'au soir,
surtout au moment où l'on commença à les établir à
Rome ; plus tard l'empereur Adrien défendit qu'ils
fussent ouverts avant deux heures après-midi, sauf
pour les malades ; mais cette restriction devait ame-
ner de nombreuses exceptions qui finirent par devenir la règle ; aussi pouvait-on se baigner depuis le
lever jusqu'au coucher du soleil. Et même Alexandre
Sévère permit que les bains fussent ouverts pendant
la nuit, à cause de la trop grande chaleur qui régnait à
certaines époques.

Le prix des bains était peu élevé : un *quadrans* (1),
ce qui fait vingt centimes de notre monnaie ou trente
et un centimes suivant d'autres. Néanmoins cette

____

(1) Voy. Martial, liv. III, épigr. 30 ; et Horace, *Sat.*, liv. I, m,
v. 137.

somme était encore assez importante, puisque l'entrée
gratuite dans les bains, lors de certaines fêtes, était
une chose fort désirée par le peuple. Les enfants au-
dessous de quatre ans étaient admis gratis ; c'est à cet
usage que Juvénal fait allusion dans le vers suivant :

Nec pueri credunt nisi qui nondum aere lavantur (1).

Nul n'y croit : les enfants s'en raillent les premiers,
Hors ceux que baigne encore, et sans frais, leur nourrice (2).

Le service des bains tels qu'ils étaient établis à
Rome, nécessitait la présence d'un grand nombre
d'employés ; le *præfectus balnei* semble désigner celui
qui était chargé de la surveillance générale des bains.
Il y avait en outre les *capsarii*, qui gardaient les vêtements déposés dans l'*apodyterium*, les *fornacatores*
ou chauffeurs des fourneaux ; les *balneatores*, qui faisaient le service des salles de bain ; les *unguentarii*,
marchands de parfums ; les *unctores*, qui faisaient des
onctions parfumées ; les *tonsores* ou barbiers ; les
aliptæ, chargés de faire des frictions, de pratiquer
l'épilation au moyen de pâtes spéciales (3). Quelque-

(1) Juvénal, sat. II, v. 151.

(2) Trad. en vers de Juvénal, par M. A. Constant Dubos, médecin.

(3) Il semble que ces frictions simples ou épilatoires étaient
prescrites ou même faites quelquefois par des médecins désignés
sous le nom d'*iatraliptæ*

fois cette dernière opération était faite avec de petites pinces nommées *volsellæ* ou avec la pierre ponce. Venaient enfin les *fricatores*, les *tractatores*, qui faisaient des frictions plus fortes et pratiquaient le massage des articulations.

La manière de prendre les bains à Rome nous montre les premières traces de l'hydrothérapie. Ce fut Auguste qui le premier fut traité par cette méthode (1). Le premier empereur romain était affecté de la gravelle; il ressentait, en outre, fréquemment des douleurs rhumatismales, pour le traitement desquelles il se rendait aux eaux d'Albula, qui, au dire de Pline, étaient très bonnes pour les blessés (2); ces eaux étaient sulfureuses, ainsi que le témoigne ce vers de Martial :

Canaque sulphureis Albula fumat aquis (3).

Là Auguste s'asseyait sur une poutre et plongeait alternativement ses mains et ses pieds dans l'eau (4).

(1) J'avais d'abord laissé de côté les détails qui suivent relativement à l'hydrothérapie, parce que je les croyais suffisamment connus ; aussi ai-je été surpris de voir récemment, dans un feuilleton de l'*Union médicale* (n° du 24 février 1859), une notice sur l'*hydrothérapie sous Auguste et Néron*, par M. le docteur Constantin James, où ces détails sont incomplets. Je crois donc utile de rappeler ici ces anciennes mentions d'une méthode thérapeutique qui a acquis de nos jours une importance méritée.

(2) Pline, *Histoire nat.*, liv. XXXI.

(3) Martial, liv. I, ep. 13.

(4) Suétone, *Vie d'Auguste*, 80 et 82.

Il fut atteint à deux reprises (années 729 et 731 de
la fondation de Rome) d'une maladie du foie qui mit
ses jours en danger; il fut guéri, à la suite de la
deuxième attaque, par le médecin Antonius Musa,
auquel on éleva, par souscription, une statue d'airain
qui fut placée à côté de celle d'Esculape (1). Le traitement auquel il recourut fut l'eau froide à l'intérieur
et à l'extérieur (2). Peu de temps après la guérison
d'Auguste, A. Musa, appelé à donner ses soins à Marcellus, eut recours au même mode de traitement,
mais sans succès, et la mort du jeune prince causa
un grand tort à la méthode et au médecin.

Les baigneurs pénétraient d'abord dans le *sudatorium*, bain de vapeur, ou dans le *laconicum*, étuve
sèche, ou simplement dans le *caldarium*, bain chaud,
et après y être restés quelque temps, ils allaient se
plonger dans le *frigidarium* ou bain froid. Les passages suivants de Martial et de Pétrone indiquent
clairement cette habitude :

> Ritus si placeant tibi Laconum
> Contentus potes arido vapore
> Cruda Virgine Marciave mergi (3).

(1) Suétone, *Ibid.*, 80 et 59.

(2) Dion Cassius, LIII, 30. Il donne quelques détails sur ce
sujet, moins étendus que ceux qui se trouvent dans Suétone ; c'est
également Dion qui parle de la mort de Marcellus.

(3) Martial, liv. VII, ep. 12.

« Si les habitudes des Lacédémoniens te conviennent, tu peux te contenter des vapeurs sèches et te plonger dans l'eau froide de la Vierge ou de Marcia (1). »

Itaque balneum intravimus et sudore calefacti, momento temporis ad frigidam eximus (2).

« Nous sommes allés au bain, et lorsque nous fûmes bien en sueur, nous nous rendîmes au bassin d'eau froide. »

Ces deux passages de Martial et de Pétrone prouvent que de leur temps cette manière de se baigner était devenue vulgaire ; mais au temps d'Horace il n'en était pas ainsi (3), ce qui semble prouver que cette habitude commença à se répandre seulement après la guérison d'Auguste par l'hydrothérapie :

Nam mihi Baias
Musa supervacuas Antonius, et tamen illis

(1) Ces deux eaux étaient très froides, *niveas virginis undas*, dit Martial (liv. VII, ep. 32) ; elles étaient amenées de fort loin par des aqueducs construits très anciennement, et qui fournissent encore aujourd'hui une eau très belle et très abondante. Pline donne quelques détails sur ces deux eaux (*Hist. nat.*, liv. XXXI, 24 et 25).

(2) Pétrone, *Satyricon*, 28.

(3) Je crois devoir rappeler ici, pour ceux de mes lecteurs qui l'auraient oublié, que Pétrone vivait du temps de Néron, Martial sous Domitien. — J'indique également ici la date de l'avénement des empereurs cités dans ce travail : Auguste, 31 ans av. J.-C. ; Tibère, 14 ans ap. J.-C. ; Caligula, 37 ; Néron, 54 ; Domitien, 84 ; Commode, 180 ; Héliogabale, 218 ; Alexandre Sévère, 222.

> Me facit invisum, gelida quum perluar unda
> Per medium frigus (1).

« Antonius Musa dit que les eaux de Baïes me sont inutiles, et les habitants sont irrités de me voir prendre des bains froids en plein hiver. »

Après le bain on se faisait frotter avec une espèce de brosse nommée *strigil*, pour bien nettoyer la peau, puis venaient les onctions avec des huiles parfumées, l'épilation, puis le massage ; cette dernière opération excitait particulièrement la colère de Sénèque : « Eh quoi ! s'écrie-t-il, est-il donc nécessaire que je fasse assouplir mes articulations par ces efféminés ? Faut-il que je fasse étendre mes doigts par quelque femmelette ou quelque homme changé en femme ? (2) »

Le *strigil* dont il vient d'être question était une espèce de brosse ou plutôt d'étrille en corne, en ivoire, en bois ou en métal, avec laquelle on frottait assez énergiquement la peau. — L'empereur Adrien, qui allait quelquefois se baigner avec le peuple dans les bains publics, aperçut un jour un vieux soldat qui, privé de cet instrument, se frottait économiquement la peau contre un mur ; l'empereur le frictionna lui-même avec son *strigil* et lui accorda des secours. Lorsqu'Adrien retourna au bain ensuite, il aperçut bon nombre d'individus qui, dans l'espoir

----

(1) Horace, *Satires*, liv. I, xv, v. 2.
(2) Sénèque, lettre 108.

d'une même aubaine, usaient du procédé de frictions imaginé par le soldat ; mais l'empereur se contenta, cette fois, de leur faire distribuer des *strigiles*, et les engagea à se frotter réciproquement. (Spartien.)

Les Romains avaient l'habitude de prendre plusieurs bains par jour ; quelques-uns en prenaient jusqu'à sept ou huit, notamment l'empereur Commode. Martial reproche également cet abus à un nommé Sélius :

Nam thermis iterum cunctis iterumque lavatur (1).

III.

Dans les premiers temps, les hommes et les femmes avaient des bains complétement séparés, et la pudeur était tellement ménagée dans ces établissements, que le père ne s'y baignait jamais avec ses fils pubères, et que le gendre n'y venait pas en même temps que son beau-père. Mais bientôt les choses changèrent ; les hommes et les femmes purent se rencontrer dans les bains, qui devinrent alors des lieux de rendez-vous assez commodes, où l'on trompait la surveillance des gardiens imposés par une jalousie fort légitime :

Quum custode foris tunicas servante puellæ
Celent furtivos balnea tuta viros (2).

(1) Martial, liv. II, ep. 14.
(2) Ovide, *Art d'aimer*, liv. III.

« Quand le pauvre surveillant garde les habits de sa jeune maîtresse à la porte de ces bains où se cachent sans crainte des amants inaperçus. »

Bientôt les bains devinrent des lieux de débauches comparables aux plus infâmes lupanars de Rome; les prostituées, les courtisanes venaient y chercher fortune et exercer leur métier. Voici un passage d'Ammien Marcellin qui est singulièrement expressif; il parle des jeunes débauchés de la cour de Domitien : « Ils envahissent les bains en criant : Où sont-elles? où sont-elles? Et s'ils rencontrent alors quelque vieille prostituée fatiguée par la plèbe des faubourgs, quelque louve d'un lupanar en vogue, ils se précipitent sur elle en lui prodiguant les plus sales caresses, et la traitent comme firent les Parthes avec Sémiramis (1). »

Martial parle d'un certain Blattara qui a intérêt à éviter tous les lieux consacrés à la débauche, parce qu'il serait impuissant à donner des preuves qu'on lui demanderait certainement : le spirituel poëte place les bains en première ligne parmi ces endroits mal famés :

> Omnia femineis quare dilecta catervis
>   Balnea devitat Blattara? — Ne futuat.
> . . . .

(1) Ammien Marcellin, liv. XXVIII.

> Cur sic feminei generis contagia vitet
> Cur lingit cunnum Blattara ? — Ne futuat (1).

Ce fut en vain que les empereurs Adrien et Marc-Aurèle ordonnèrent que les bains fussent séparés pour chaque sexe ; ces ordonnances ne purent refréner la corruption toujours croissante des mœurs romaines ; d'ailleurs Héliogabale devait plus tard donner dans ces établissements l'exemple de la débauche, en y réunissant les prostituées de certains quartiers de Rome.

Autrefois, quand les bains étaient séparés, il y avait des esclaves chargés du service des bains d'hommes ; des femmes remplissaient des emplois semblables dans les bains de femmes ; c'étaient les *tonstrices*, les *tractatrices*, etc. Mais lorsque les bains furent devenus communs aux deux sexes, les femmes ne craignirent pas de se confier aux soins des hommes, ce que Juvénal exprime avec son énergie ordinaire :

> Magno gaudet sudare tumultu ;
> Cum lassata gravi jam cecidere brachia massa,
> Callidus et cristæ digitos impressit aliptes
> Ac summum dominæ femur exclamare coegit (2).

> Pour suer, quel fracas ! Dès qu'elle tombe lasse
> D'agiter en ses bras une pesante masse,

(1) Martial, liv. XI, ep. 47.
(2) Juvénal, sat. VI, v. 420.

> Vient un baigneur expert, dont le doigt effronté
> La chatouille au point même où naît la volupté,
> Et ne s'arrête pas en ce honteux office,
> Qu'en bruyants soubresauts son ventre ne bondisse (1).

D'un autre côté, Martial nous apprend que les hommes n'éprouvaient non plus aucune répugnance à confier leurs membres aux *tractatrices* :

> Percurrit agili corpus arte tractatrix
> Manumque doctam spargit omnibus membris (2).

« Une femme exercée frictionne avec agilité le corps de cet efféminé et promène une main habile sur tous ses membres. »

Cette épigramme est adressée à un certain Zoïle, dont le nom revient souvent dans le livre de Martial; il est vrai que Zoïle et sa *masseuse* ne se trouvaient pas alors au bain, mais ce passage indique clairement que les femmes remplissaient ces fonctions auprès des hommes.

Nous avons dit précédemment que l'empereur Alexandre Sévère permit que les bains fussent ouverts pendant la nuit; mais déjà un siècle et demi auparavant, sous Domitien, ces établissements recevaient clandestinement pendant la nuit de vieux débauchés

(1) Trad. de Juvénal, par A. Constant Dubos, médecin, 1 vol. in-8. Paris, 1852.
(2) Martial, liv. III, ep. 82.

qui venaient y chercher des jeunes filles amenées par
d'ignobles entremetteuses.

> Cum te lucerna balneator extincta
> Admittat inter bustuarias mœchas.

« Le baigneur, après avoir éteint la lanterne, te
reçoit parmi les prostituées qui errent habituellement
autour des monuments funéraires (1). »

C'est là également que se rendaient les adeptes des
principes de la Lesbienne Sapho,

> Quæ frictum crissantis adorant (2).

Ce ne fut que sous le règne de l'empereur Tacite,
vers l'an 280, que les bains publics furent fermés
définitivement pendant la nuit. (Vopiscus.)

En outre, les établissements de bains furent disposés de manière que l'on pût y donner des fes-
tins, des *comessationes*, qui duraient pendant la moitié
de la journée et se prolongeaient quelquefois fort
avant dans la nuit.

Néron recherchait beaucoup ces sortes de plaisirs;
à plusieurs reprises, il quittait la table pour prendre
des bains, chauds en hiver, rafraîchis avec de la neige
en été (3).

(1) Martial, liv. III, ep. 93.
(2) Juvénal, sat. VI.
(3) Suétone, *Néron*, XXVII.

On comprend qu'avec de tels accessoires, on peut ne pas admettre l'influence fâcheuse attribuée aux bains par le premier vers du distique que nous avons cité :

    Balnea, vina, Venus, corrumpunt corpora nostra.

Il serait beaucoup plus juste, je crois, d'attribuer aux *vina*, et surtout à *Venus*, une influence plus réelle sur la manifestation des maladies.

IV.

Il existait également dans les maisons particulières des salles de bains qui étaient disposées avec beaucoup de soin. Pline décrit les bains de sa maison de campagne de Laurentum (aujourd'hui *Torre di paterno*, à six lieues de Rome) : « On entre dans la salle des bains où est un réservoir d'eau froide ; l'emplacement est grand et spacieux ; des deux murs opposés sortent en rond deux baignoires si profondes et si larges que l'on pourrait au besoin y nager à son aise. Près de là est un cabinet pour se parfumer (*unctorium*), une étuve, et ensuite le fourneau nécessaire au service du bain. De plain-pied vous trouvez encore deux salles dont les meubles sont plus élégants que magnifiques, et à côté le bain d'eau chaude, d'où l'on aperçoit la mer en se baignant (1). »

(1) Pline, *Lettres*, liv. II, lett. 17.

Horace avait également des salles de bains à sa
maison de campagne de Tibur (Tivoli), qui était arrosée par de nombreux ruisseaux, *mobilibus rivis*; il
recherchait beaucoup ce séjour et aimait à aller

> Respirer la poussière humide
> Des cascades de Tivoli (1).

Scipion, dans sa maison de campagne, à Literne;
Cicéron, à Tusculum, possédaient également des
bains très agréables.

Les dames romaines ne consentaient à se baigner que dans des bassins faits avec les matières les
plus précieuses : *Fæminæ lavantur, et nisi argentea,
solia fastidiunt;... videret hæc Fabricius et stratas
argento mulierum balineas ita ut vestigio locus non
sit, cum viris lavantium... Heu mores! Fabricii nos
pudet!* (2).

« Les femmes vont au bain et dédaignent les bassins qui ne sont pas d'argent. Que dirait Fabricius
s'il voyait ce luxe, des baignoires de femmes pavées
d'argent, où le pied ne laisse aucune trace, où elles
se baignent avec les hommes. O mœurs! nous rou-
gissons de Fabricius!

Dans une lettre que nous avons déjà citée (3), Sé-

<hr>

(1) Bertin, *Les Amours*, souvenirs de l'ancienne Rome.
(2) Pline, *Hist. nat.*, liv. XXXIII, 54.
(3) Sénèque le philosophe, *Lettres à Lucilius*, LXXXVI.

nèque décrit les bains de la maison de Scipion, à
Literne, et les comparant à ceux des Romains de son
temps, il se plaint du luxe déployé dans la construc-
tion de ces derniers : «On se regarde comme pauvre
et misérable quand les murs ne brillent pas de belles
pièces de marqueterie achetées à grands frais, et tail-
lées par le ciseau ; si au marbre d'Alexandrie ne se
mêlent pas des incrustations de marbre de Numidie ;
si alentour ne règne pas un cordon de mosaïque
dont les couleurs à grand'peine assemblées imi-
tent la peinture ; si le plafond n'est lambrissé de
verre ; si la pierre de Thasos, ornement jadis rare
dans les temples, ne garnit les piscines où nous éten-
dons nos corps épuisés par une excessive transpira-
tion ; enfin, si l'eau ne s'échappe pas de robinets
d'argent. Et je ne parle encore que de bains du peuple ; que sera-ce si je viens à décrire ceux des affran-
chis ! »

Les empereurs romains firent également construire
des bains, des thermes très nombreux : Néron avait
fait construire, près du mont Palatin, un palais ma-
gnifique, le *palais d'or*, où se trouvaient des bains
alimentés par la mer et les eaux d'Albula (1). Il existe
encore à Baia des ruines des thermes de Néron, en
partie submergées par la mer. Le même empereur

____

(1) Suétone, *Vie de Néron*, XXXI.

fit, en outre, construire à Rome des bains qui furent plus tard nommés *bains Alexandrins*, du nom de l'empereur Al. Sévère (1).

Titus, Domitien, Aurélien, Gordien, etc., firent également bâtir des thermes. Lampridius raconte qu'Héliogabale fit construire des bains en divers endroits, qu'il s'y baignait une fois et les faisait démolir (2).

Enfin, il existe encore à Paris des ruines très curieuses connues sous le nom de Thermes de Julien, ruines encore assez complètes pour qu'on puisse comprendre quelle était la disposition de ces établissements : les parties les mieux conservées sont le *frigidarium*, le *tepidarium* et l'*hypocaustum* (3).

Suétone et les écrivains de l'histoire d'Auguste ont noté de singulières fantaisies des empereurs romains au sujet des bains :

Tibère, retiré à Caprées, se baignait avec de jeunes enfants qui nageaient et plongeaient dans sa baignoire ; il les nommait ses *petits poissons*, « quos *pisciculos* vocabat, ut natanti sibi inter femina versaren-

(1) Suétone, *Vie de Néron*, XII.

(2) Lampridius, *Vie d'Héliogabale*, XXIX.

(3) On trouvera en tête du catalogue du musée des Thermes et de l'hôtel de Cluny une notice historique bien faite sur ces ruines qui constituent un des plus curieux] et le plus ancien des monuments de Paris.

tur, ac luderent, lingua morsuque sensim appe-
tentes (1). »

Lampridius raconte qu'Héliogabale ne se baignait
jamais qu'après avoir fait jeter dans les réservoirs
les parfums les plus rares ou de l'essence de safran (2).

« Il attachait ses parasites à une roue qui, plon-
geant en partie dans l'eau, les faisait tour à tour
monter et descendre ; il les appelait ses *chers Ixions*,
Ixionios amicos (3). » C'était une sorte de bain in-
termittent qui réjouissait beaucoup l'empereur.

« La conversation s'étant un jour engagée sur le
nombre de ceux qui, dans Rome, étaient atteints de
hernies, Héliogabale en fit dresser une liste exacte,
les fit venir à ses bains, et se baigna avec eux (4). »
Singulière fantaisie ! C'eût été une belle occasion de
dresser un tableau statistique pour l'histoire des
hernies, travail qui ne fut fait cependant que seize
siècles après ; mais nous devons dire que son auteur
ne recourut pas au même mode de convocation.

Le même Héliogabale réunissait également dans
ses bains toutes les courtisanes d'un quartier de Rome,
se baignait avec elles, les épilait, les parfumait et re-

(1) Suétone, *Tibère*, XLIV.
(2) Lampridius, *Vie d'Héliogabale*, XIX.
(3) *Ibid.*, XXIII.
(4) *Ibid.*, XXIV.

cueillait avec soin, pour son usage particulier, les
pâtes cosmétiques qui avaient servi pour ces femmes (1). Domitien aimait également à se baigner avec
les courtisanes et à les épiler lui-même (2).

L'empereur Alexandre Sévère se rendait du palais
au bain et revenait en costume de bain, ne gardant
qu'un petit vêtement couleur de pourpre qui faisait
partie de ses insignes impériaux (3). Comme il est dit
ailleurs que les Romains se baignaient nus, on peut
en conclure que le costume de l'empereur était fort
léger en cette occasion.

V.

Les eaux minérales étaient déjà très nombreuses du
temps de Pline qui en donne une longue énumération ; mais il est probable qu'à cette époque, comme
encore aujourd'hui, il y en avait au moins quatre cin-
quièmes qui n'avaient pas la moindre activité.

Les plus fréquentées, les plus recherchées des Romains étaient celles de Baïes, en Campanie, au bord
de la mer ; elles étaient fort à la mode : « Il n'est
point d'eau médicinale qui présente plus de ressources,
puisqu'elle est ici sulfureuse, ici alumineuse, là saline,

(1) Lampridius, *Vie d'Héliogabale*, XXX.
(2) Suétone, *Domitien*, XXII.
(3) Lampridius, *Alexandre Sévère*, XLI.

plus loin nitreuse ou bitumineuse, ou enfin mêlée de sel ou d'acide. Quelques-unes de ces sources exhalent des vapeurs qui seules sont un remède ; leur température est si haute qu'elles chauffent les bains et font bouillir l'eau froide dans les baignoires ; celles-ci sont nommées Posidiennes, du nom d'un affranchi de Claude. On y fait cuire aussi la viande. D'autres (et celles-ci appartiennent à Crassus) bouillonnent au sein même de la mer ; ainsi l'on voit sourdre dans les flots des moyens de santé (1). »

Vitruve donne des détails à peu près semblables sur les eaux de Baïes : « Il existe dans les montagnes de Cumes et de Baïes des grottes creusées pour servir d'étuves. Une vapeur chaude, produite par la violence du feu, s'élève des entrailles de la terre qu'elle pénètre et vient se répandre dans ces lieux ; elle est d'une très grande utilité pour ceux dont elle provoque la sueur (2).

Il paraît que le séjour de Baïes était très agréable ; la campagne était belle et variée :

Nullus in orbe sinus Baïis praelucet amoenis (3).

« Il n'est pas dans l'univers une plus riante campagne que celle de Baïes. »

(1) Pline, liv. XXX.
(2) Vitruve, *De l'architecture*, liv. II, 6.
(3) Horace, *Épîtres*, liv. I, ep. 1, v. 83.

Le monde élégant de Rome se rendait aux eaux de Baïes; mais bientôt ce séjour enchanté devint le rendez-vous des courtisanes et même des prostituées. Ovide et Properce tâchent de détourner leurs maîtresses, Corinne et Cynthie, de l'idée d'aller à Baïes, craignant qu'elles ne soient exposées à des tentations auxquelles elles ne sont pas habituées à résister (1).

Sénèque parle également de la corruption des mœurs de cette ville : « Je ne te conseille pas non plus d'aller t'établir à Baïes qui est comme le rendez-vous de tous les vices : si la débauche a un lieu de prédilection, c'est assurément celui-ci. Il ne suffit pas que l'air y soit pur, et que les bains soient utiles à la santé, il faut encore que les mœurs soient bonnes (2).

Martial parle très souvent des eaux de Baïes et du luxe des constructions qui y existaient :

> . . . . , Principesque Baiæ :
> Nusquam tam nitidum micat serenum;
> Lux ipsa est ibi longior, diesque
> Nullo tardius a loco recedit.
> Illic Taygeti virent metalla
> Et certant vario decore saxa
> Quæ Phryx et Libys altius cecidit;
> Siccos pinguis onyx anhelat æstus,
> Et flamma tenui calent ophitæ (3).

(1) Voy. Ovide, *Les Amours*, liv. II, el. xi. — Properce, liv. I, el. xi.

(2) Sénèque, lettre li.

(3) Martial, liv, VI, ep, 42.

« Baïes tient le premier rang parmi les eaux thermales; nulle part le ciel ne brille plus pur et plus
serein; la lumière s'y prolonge plus longtemps, et jamais ailleurs le jour ne quitte plus tard l'horizon. Les
marbres du Taygète y déploient leurs vertes couleurs;
on y remarque l'éclat que répandent à l'envi les
pierres arrachées aux flancs des monts Phrygiens,
aux antres de la Libye; l'épaisse onyx y aspire une
chaleur sèche, et les ophytes s'y pénètrent d'une
flamme tempérée. »

Plus loin, Martial exprime encore son enthousiasme
pour le même séjour :

> Litus beatæ Veneris aureum Baias,
> Baias, superbæ blanda dona naturæ,
> Ut mille laudem, Flacce, versibus Baias
> Laudabo digne non satis tamen Baias (1).

« Quand je consacrerais mille vers à louer Baïes,
ce rivage si cher à Vénus, Baïes ce don de la nature
si fière d'un si bel ouvrage, ce n'en serait pas encore
assez pour louer dignement Baïes. »

Aujourd'hui la ville de Baïes, Baïa, est fort petite;
on y remarque encore des ruines assez belles dont une
grande partie est recouverte par la mer; on voit encore les grottes dont parle Vitruve.

A côté de Baïes se trouvait le lac Lucrin, qui jouis-

_____

(1) Martial, liv. IV, ep. 57.

sait également du privilége d'attirer les riches Romains; c'était un endroit fort agréable et qui ne tarda pas non plus à devenir célèbre par les galanteries dont il était témoin.

Dum nos blanda tenent lascivi stagna Lucrini (1),

dit Martial qui en parle souvent dans ses épigrammes. Ce lac avait d'ailleurs d'autres titres à la considération des Romains; il communiquait avec la mer et on y parquait des huîtres qui étaient fort estimées; il fournissait également des dorades (*auratæ*) fort savoureuses (2).

Nous citerons seulement quelques-unes des eaux minérales énumérées par Pline, qui leur consacre le livre XXXI de son histoire naturelle.

Les eaux de Sinuesse en Campanie font cesser la stérilité des femmes et guérissent la folie des hommes.

Dans le territoire de Thespies est une fontaine qui rend les femmes fécondes; l'Élatum en Arcadie a les mêmes propriétés; au contraire, l'Aphrodisium, en Pyrrhee, cause la stérilité. La source de Linus assujettit le fœtus et s'oppose aux avortements.

(1) Martial, liv. XI, ep. 80.

(2) *Concha Lucrini delicatior stagni* (Martial, liv. V, ep. 37). — Voy. également dans Martial les épigrammes 82 et 90 du livre XIII.

Il y avait en outre des eaux qui changeaient la couleur des cheveux, qui donnaient la mémoire, d'autres l'oubli. On en trouvait qui embellissaient la voix.

A Cyzique est la fontaine de Cupidon qui, selon Mucien, guérit les amants de leurs passions.

A Tongres, ville de la Gaule, est une source dont l'eau pétillante de bulles a une saveur ferrugineuse, sensible seulement lorsqu'on achève de la boire. Cette eau chasse la fièvre tierce et guérit de la pierre. Chauffée, elle devient trouble et rougit (1).

Pline parle aussi de fontaines pétrifiantes; on en trouvait à Perpérène, à Delium-en Eubée, à Eurymènes, dans l'île de Scyros, dans les grottes du mont Corycus, etc.; — de fontaines intermittentes; c'était un mauvais présage que d'arriver auprès de la source quand elle ne coulait pas. « On trouve en Judée, dit Pline, un ruisseau qui est à sec chaque sabbat; » suivant Flavius Joséphe, c'est le contraire : « Le liquide coule le jour du sabbat; la fontaine est à sec le reste du temps. »

Nous devons mentionner aussi, d'après Pausanias (2), la fontaine Canathus, auprès de Nauplie; elle jouissait d'une propriété fort remarquable qui y attirait un grand nombre d'Argiennes :

> Cette eau leur refaisait une virginité.

(1) Ce sont les eaux de Spa.
(2) Pausanias, *Description de la Grèce*, liv. II, Corinthe, ch. 38.

La fontaine devait cet avantage à ce que Junon venait s'y baigner chaque année, dans le même but. On a cru expliquer la vogue de ces eaux en disant qu'elles étaient astringentes et produisaient un effet facile à comprendre : on peut admettre plus logiquement que ces eaux n'avaient aucune propriété particulière et que les Argiennes y allaient plutôt dans un but tout différent de celui indiqué par Pausanias.

Hérodote parle aussi d'une source assez curieuse qui existait en Éthiopie : « Ceux qui se baignent dans cette fontaine en sortent comme parfumés d'une odeur de violette, et plus luisants que s'ils s'étaient frottés d'huile. L'eau de cette source est si légère que rien ne peut y surnager, pas même le bois, ni les choses encore moins pesantes que le bois ; tout ce qu'on y jette va au fond. Si cette eau est véritablement telle qu'on le dit, l'usage continuel qu'en font les Éthiopiens est peut-être la cause de leur longévité (cent vingt ans et plus) (1). »

Je pourrais multiplier beaucoup ces citations des eaux minérales d'après Pline, mais ces énumérations ne présentent pas grand intérêt. Il cite comme avantageuses pour les calculeux les eaux d'Enarie, de Stabies, celles du Gallus en Phrygie ; pour les blessures on se rendait aux eaux tièdes d'Albules, aux

____

(1) Hérodote, liv. III, xxiii.

eaux de Cutilies, etc. Le reste est relatif à des eaux qui rendaient les cheveux blonds (eaux du Crathis); d'autres qui étaient odorantes (eaux de Junon); il parle également de l'emploi thérapeutique de quelques boues de sources minérales.

Claudien consacre à l'éloge des eaux thermales d'Apone une idylle assez élégante (1) :

« Là jaillit une source féconde et brûlante; dans les cavernes où elle se creuse un passage, elle rencontre le feu qui la repousse; le sol exhale d'humides vapeurs, qui se fraient d'étroites ouvertures. C'est dans cette humide région des flammes, dans ces entrailles embrasées de la terre, sur cette plage sulfureuse que règne le brûlant Vulcain. »

Claudien donne ensuite une description très poétique de la contrée volcanique où se trouvent les sources qu'il nomme.

> Publica morborum requies, commune medentum
> Auxilium, præsens numen, inempta salus.

« Elle calme les maux, fournit aux médecins un auxiliaire utile, c'est une divinité favorable, une bienfaitrice désintéressée. »

Le poëte indique plus loin les propriétés de ces eaux et les maladies auxquelles elles conviennent surtout :

(1) Claudien, *Idylles*, VI, Apone. — Apone, aujourd'hui *Abano*, à 8 kilomètres S. O. de Padoue.

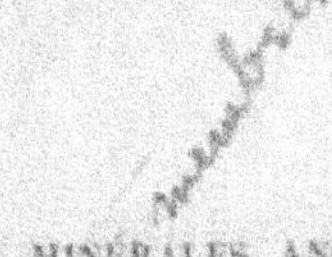

Quod si forte malus exuberat humor,
    Languida vel nimis viscera felle virent,
Non venas reserant, nec vulnere vulnera sanant,
    Pocula nec tristi gramine mista bibunt ;
Amissum lymphis reparant impune vigorem,
    Pacaturque ægro luxuriante dolor.

« Si quelquefois une humeur malfaisante se répand dans les membres, ou si les entrailles sont malades d'une trop grande abondance de la bile, on n'a pas besoin d'ouvrir les veines et de guérir une maladie par une autre maladie, ni de boire des breuvages composés de plantes amères ; ces eaux réparent sans danger les forces languissantes, et le malade retrouve en même temps la joie et la santé. »

II.

Les Magiciennes, les Philtres, etc.

I.

Il existait à Rome une classe de femmes nommées
sagæ, se livrant à une foule de petits commerces,
qui, habituellement, ne peuvent être exercés que
clandestinement; elles étaient à la fois magiciennes, entremetteuses et parfumeuses; elles s'occupaient aussi des accouchements, mais plus spécialement des avortements. Leur nom *saga* a fini par
désigner les femmes qui se livraient à la pratique
des accouchements, les *sages*-femmes, l'adjectif res-
tant placé avant le substantif pour éviter toute con-
fusion, car, comme dit Sterne, « il ne faut pas être un
habile grammairien pour comprendre qu'une sage-
femme et une femme sage peuvent très bien ne pas
se rencontrer dans la même personne. » L'expérience de tous les jours justifie pleinement cette distinction établie par l'auteur de *Tristram Shandy*.

Ce sont les poëtes latins qui nous fournissent le
plus de renseignements sur la multiplicité des attri-

butions des *sagæ* ; tout ce qui avait rapport à l'amour
et à la débauche était de leur compétence. Une des
branches les plus lucratives de leur industrie si variée
était la vente d'une foule de préparations destinées à
des usages que l'on n'avoue pas volontiers : pour inspirer de l'amour à quelqu'un, ce sont les *philtres*
proprement dits (φίλτρα ou ἀγώγιμα) : pour envoyer à
quelqu'un les songes que l'on veut (ὀνειροπομπά); pour
faire haïr (μισήθρα); pour faire souffrir quelqu'un
(παθοποιΐα), sans compter les philtres destinés à faire
avorter, à empêcher de concevoir, etc. Les philtres
qui avaient la propriété de rendre impropre à l'amour
sont souvent cités par les poëtes élégiaques, qui
témoignent leurs craintes à cet égard.

Nous trouvons dans une des belles élégies de
Tibulle un long passage qui nous apprend quelle était
l'étendue du pouvoir que l'on attribuait aux *sagæ* :

> Nec tamen huic credet conjux tuus, ut mihi verax
> Pollicita est magico saga ministerio.
> . . . . (1).

« D'ailleurs, ton époux refusera de me croire ton
amant : ainsi me l'a promis une magicienne véridique
après avoir mis en œuvre les recettes de la magie. Je
l'ai vue faire descendre les astres des cieux ; ses enchantements arrêtent le fleuve le plus rapide dans

(1) Tibulle, liv. I, él. II, v. 44.

son cours; à sa voix, le sol s'entr'ouvre; les mânes sortent de leurs tombeaux; les ossements descendent du bûcher encore chaud. Par un sifflement magique, elle évoque les cohortes infernales, et avec une aspersion de lait elle les met en fuite. Elle parle, et les nuages qui assombrissaient le ciel se dissipent; elle parle, et en été la neige tombe. Seule, dit-on, elle possède les herbes malfaisantes de Médée; seule elle sait dompter les chevaux farouches d'Hécate.

» Elle a composé pour moi des chants à l'aide desquels tu pourras tromper; tu n'auras qu'à chanter trois fois, il ne pourra rien croire de ce qu'on lui dirait de nous; il n'en croirait même pas ses yeux s'il me trouvait dans ta couche voluptueuse.

» Mais refuse tes faveurs à d'autres, il verra tout le reste; je serai le seul au sujet duquel il ne s'apercevra de rien. »

Plus tard, Tibulle fulmine contre la *saga* et lui reproche de mal conseiller sa chère Délie, à laquelle elle propose des amants plus riches que lui :

> At tu quamprimum sagæ præcepta rapacis
>   Desere, nam donis vincitur omnis amor (1).

« Mais toi, Délie, rejette vite les conseils d'une

____

(1) Tibulle, liv. I, él. v, v. 59, — ou él. vi, v. 24 (la ve élégie est divisée en deux dans quelques éditions).

avide entremetteuse ; les présents tuent l'amour le plus tendre. »

Hélas ! la mauvaise conseillère l'emporte, et Tibulle trompé adresse des reproches à sa maîtresse ; il donne même, en passant, un sage conseil à son successeur : « Et toi, qui as la préférence aujourd'hui, crains mon sort, la fortune tourne sur une roue si légère ! »

Le passage que nous venons de citer un peu plus haut mentionne à peu près tous les enchantements, tous les sortilèges que l'on attribuait aux magiciennes ; il en est très souvent question dans les poésies de Tibulle, de Properce, d'Ovide, les triumvirs de l'amour, comme les nomme un vieux commentateur de leurs écrits.

Un grand nombre de ces magiciennes venaient de la Thessalie ; cette contrée avait acquis sous ce rapport une renommée qui devait être détrônée plus tard par celle de la Bohême ; ces sorcières sont quelquefois désignées sous le nom de *strix*, *strygis* (1) ; et encore aujourd'hui il existe en Thessalie des sorcières nommées *streghe*, mot dont on retrouve facilement l'étymologie dans l'expression latine (2).

(1) Tibulle, liv. I, el. v, v. 52, et Properce, liv. IV, el. v, v. 17.

(2) Apulée parle longuement des magiciennes de Thessalie dans les premiers livres de son roman intitulé la *Métamorphose*.

Les philtres les plus importants étaient destinés à rendre fort pour les travaux de Vénus, *ad palæstram veneream*, ou, au contraire, à produire l'effet inverse. Souvent des plantes vénéneuses entraient dans les breuvages et devenaient la cause d'affections graves, ou même de la mort. C'est ainsi que fut empoisonné un général Romain, L. Lucullus (1), et aussi, dit-on, le poëte Lucrèce.

Nous nous occuperons d'abord de la première espèce de préparations.

II.

PHILTRES APHRODISIAQUES.

Les philtres aphrodisiaques sont souvent cités par nos poëtes, qui, généralement, se défendent d'y avoir jamais recours. Une des substances les plus renommées pour ces usages est l'*hippomane*, c'est-à-dire le liquide qui s'écoule des parties génitales d'une jument qui vient d'être fécondée, ou, selon quelques autres, une petite tumeur que l'on trouve au moment de la naissance sur le front des poulains. Virgile nous décrit les cavales au moment où elles fournissent cette précieuse liqueur : « A peine leurs veines brûlantes se sont-elles enflammées des feux qu'y allume

____

(1) Pline, *Hist. nat.*, liv. XXV.

le printemps, elles volent sur quelque rocher élevé, et là, tournées vers le zéphir, elles recueillent ses douces haleines, et souvent, ô prodige! fécondées par son souffle seul, elles se précipitent à travers les rochers, les torrents et les vallées profondes. C'est alors qu'elles distillent en courant cette fameuse liqueur que les bergers ont justement nommée hippomane (1). »

Ovide exprime la même pensée dans le distique suivant :

> In furias agitantur equæ spatioque remota
>   Per loca dividuos amne sequuntur equos (2).

« La cavale, en proie aux fureurs de l'amour, franchit, pour rejoindre le cheval, l'espace et les fleuves mêmes qui l'en séparent. »

Le même auteur parle à plusieurs reprises de l'hippomane et admet les deux opinions sur l'origine et la nature de ce singulier aphrodisiaque :

> Fallitur Hæmonias si quis recurrit ad artes
>   Datque quod a teneri fronte revellet equi :
> Non faciunt ut vivat amor Medeides herbæ
>   Mixtaque cum magicis nænia Marsa sonis.

> Il s'abuse, celui qui de la Thessalie
> Invoque en ses amours la puissante magie ;

(1) Virgile, *Géorgiques*, liv. III, v. 280.
(2) Ovide, *Art d'aimer*, liv. II.

> Il s'abuse, celui dont les crédules mains
> Sur le front d'un coursier vont cueillir des venins :
> L'amour n'obéit pas aux herbes de Médée ;
> Des chants du Marse en vain son oreille est frappée (1).

Dans un autre poëme sur l'amour, Ovide donne encore des conseils très judicieux et invite à s'abstenir des aphrodisiaques : « Pour nous embraser des feux de l'amour, la parure est un plus sûr moyen que l'art redoutable des sorcières et les herbes magiques cueillies par leurs mains. Ne vous fiez pas aux plantes ni aux philtres composés avec leurs sucs mélangés, et gardez-vous d'avoir recours à l'hippomane d'une cavale en chaleur. »

> Sic potius nos uret amor quam fortibus herbis
> Quas maga terribili subsecat arte manus,
> Nec vos graminibus, nec mixto credite succo,
> Nec tentate nocens virus amantis equæ (2).

On trouve encore dans Ovide la mention d'autres aphrodisiaques ; il semblait avoir étudié tout ce qui peut disposer à l'amour, *quidquid veneri corpora nostra parat* (3).

(1) Ovide, *Art d'aimer*, liv. II, v. 100. — Traduction de M. Verninac (fragments d'Ovide).

(2) Ovide, *Les Cosmétiques*. — Il est encore question de l'hippomane dans Virgile (*Enéide*, liv. IV, v. 515) ; dans Properce (liv. IV, el. v) ; dans Juvénal (sat. vi, v. 133) ; dans Tibulle (liv. II, el. v) ; dans Ovide (*Les Amours*, el. viii) ; dans Pline (*Hist. nat.*, liv. XXVIII), etc.

(3) Ovide, *Remède d'amour*, v. 804.

Sunt qui præcipiant herbas, satureia, nocentes
    Sumere ; judiciis ista venena meis ;
Aut piper urticæ mordacia semine miscent
    Tritaque in annoso flava pyrethra mero (1).

« Il en est qui te conseilleraient de prendre pour stimulants des plantes malfaisantes, la sarriette, le poivre mêlé à la graine mordante de l'ortie, ou le pyrèthre fauve écrasé dans du vin vieux. »

Martial en parle également dans une épigramme adressée à un vieux débauché :

Sed nihil erucæ faciunt, bulbique salaces
    Improba nec prosunt jam satureia tibi (2).

« Mais les roquettes, les ognons aphrodisiaques et l'excitante sarriette ne te sont plus d'aucune utilité. »

Pline parle aussi d'une plante extrêmement curieuse pour faire naître l'amour; c'est l'éryngion blanc (*Eryngion campestre*) : « On raconte des choses prodigieuses de cette plante ; la racine a, dit-on, la figure des parties naturelles de l'homme ou de la femme, elle est rare : si un homme trouve celle qui représente les parties mâles, cela le fait aimer. Telle fut la cause de la passion de Sapho pour Phaon, de Lesbos (3).

(1) Ovide, *Art d'aimer*, liv. II.
(2) Martial, liv. III, ep. 75, in Lupercum. — *Excitat ad venerem tardos eruca maritos* (Columelle).
(3) Pline, *Hist. nat.*, liv. XXII.

Les sorcières ne se bornaient pas à ces sortiléges à peu près insignifiants ; elles ne craignaient pas de sacrifier des enfants pour pouvoir composer leurs infâmes drogues. Horace trace un tableau très poétique de ces infamies ; il parle d'une de ses anciennes maîtresses, Gratidie, une parfumeuse, qu'il invective à plusieurs reprises sous le nom de Canidie :

« Après s'être plaint d'une voix tremblante, l'enfant fut dépouillé de ses riches ornements. Son corps délicat eût touché le cœur d'un Thrace.

» Canidie, entrelaçant de courtes vipères à ses cheveux en désordre, ordonne d'arracher sur les tombes le figuier sauvage et le cyprès funèbre, pour brûler des plumes et des œufs de la chouette nocturne, trempés dans du sang de crapaud, des herbes qu'envoient Iolcos et l'Ibérie, fertile en poisons, et des os arrachés à la gueule d'une chienne à jeun. Sagana, la robe retroussée, asperge toute la maison d'eau de l'Averne ; ses cheveux se dressent comme les dards du hérisson de mer ou comme les soies du sanglier poursuivi. Véia, que n'arrête aucun remords, gémit sur le hoyau dont elle fouille la terre à grand effort, pour y enterrer l'enfant jusqu'au menton comme un nageur dont la tête reste sur l'eau, et là le faire mourir d'envie à la vue des mets changés sous ses yeux deux ou trois fois dans une éternelle journée ; sa moelle desséchée et son foie brûlé par la faim serviront à un philtre d'amour, quand ses pupilles se seront éteintes, fixées sur les mets interdits.

» La libidineuse et masculine Folia d'Ariminium était là; ainsi le croient l'oisive Parthénope et les bourgs environnants; Folia, dont la voix thessalienne fait descendre du ciel la lune et les étoiles ensorcelées.

» Alors la terrible Canidie, rongeant d'une dent livide son ongle difforme, que dit-elle ou que ne dit-elle pas? « Témoins fidèles de mes œuvres, Nuit, et » toi, Diane, qui règnes sur le silence pendant mes » mystères sacrés, voici l'heure, le moment où il faut » m'aider; c'est maintenant qu'il faut tourner contre » la maison d'un ennemi toute votre colère, toute » votre puissance. Pendant que les bêtes se cachent » dans les forêts formidables, cédant à la langueur du » sommeil, faites que les chiens de la voie Suburra » aboient après le vieillard, qu'il devienne un vieux » débauché; qu'il soit la risée de la ville celui que je » frotte de cette essence, la plus exquise qu'aient en » core préparée mes mains. Que vois-je? Pourquoi » mes puissantes drogues ont-elles moins de force que » celles de Médée, que ces herbes, qui dans sa fuite » la vengèrent de son orgueilleuse rivale, la fille du » grand Créon, quand une robe, présent empoisonné, » brûla vivante la jeune épouse. Pourtant ni herbe ni » racine ne m'a échappé dans ces lieux sauvages. Il

» dort sur son lit, tout trempé de mes philtres et
» oublie les amours! Ah! ah! c'est qu'une magi-
» cienne plus puissante a rompu ses fers. O Varus,
» ta tête est vouée à mille maux, des philtres inouïs
» vont te rappeler à moi; et tous les charmes des
» Marses ne rappelleront pas ta raison. Je te prépa-
» rerai, je te verserai une coupe plus puissante que
» tes dédains. Le ciel s'étendra au-dessous de la mer,
» et la terre se renversera par dessus, ou tu brûleras
» pour moi, comme le bitume dans ces flammes
» noires. »

» L'enfant ne cherche plus à attendrir ces femmes
impies; mais ne sachant comment rompre le silence,
il leur lance ces imprécations dignes de Thyeste :

« Les plus puissantes drogues licites ou illicites ne
» peuvent rien changer à la justice vengeresse. Je
» vais vous vouer aux Furies; nulle victime ne pourra
» expier ma fatale malédiction.

» Lorsque, par vos ordres, j'aurai rendu le dernier
» soupir, je reviendrai : Furie nocturne, mon ombre
» attaquera vos faces de ses ongles crochus; vous sau-
» rez ce que peuvent les dieux Mânes. Je m'accrou-
» pirai sur vos poitrines haletantes et la peur chassera
» le sommeil. De rue en rue, la populace vous pour-
» suivra à coups de pierre, vous assommera comme
» de vieilles infâmes. Vos membres sans sépulture
» seront dispersés par les loups et les corbeaux de

» l'Esquilin, et mes parents désolés, hélas! de me
» survivre, jouiront bientôt de ce spectacle (1). »

Plus tard, Horace demande grâce à Canidie, et la
supplie de cesser les enchantements dont il est victime :
« Enfin, je cède à la puissance de ton art. Grâce, je
t'en supplie, par le royaume de Proserpine, par la
majesté de l'implacable Diane, par les livres dont les
vers peuvent détacher du ciel les astres éternels ! cesse,
ô Canidie ! cesse tes imprécations; oh ! fais tourner
en sens inverse ce cercle magique (2). »

Ce cercle magique était souvent employé dans les
enchantements; en le faisant tourner rapidement
dans un sens on inspirait de l'amour à une autre
personne; en le tournant en sens contraire, on produisait l'effet inverse (3).

Dans la satire VIII du livre I, Horace parle encore
de ces sorcières; une statue de Priape raconte comment elle a interrompu les enchantements de Canidie
et de Sagana : « Raconterai-je comment les ombres
répondant à Sagana psalmodiaient sur un ton aigu et
lugubre; comment les sorcières enterrèrent furtive-

---

(1) Horace, *Epodes*, V, trad. Ferd. Collet.

(2) Horace, *Epodes*, XVII.

(3) Il est assez souvent question de ce cercle magique. (Ovide,
Les Fastes, liv. II, v. 575. — Properce, liv. II, el. XXVIII, v. 35,
et liv. III, el. VI, v. 25.) — Martial, liv. XII, ép. 57, et liv. IX,
ép. 30.

ment une barbe de loup avec des dents de couleuvre aux couleurs variées; comment l'image de cire alla alimenter et accroître la flamme, et comment je me vengeai de l'horreur que m'avaient inspirée les paroles et les actions de ces deux Furies? C'est que ma fesse de bois de figuier venant à se fendre, j'ai pété comme une vessie qui crève. Et mes femmes de se sauver par la ville! Canidie en perdit ses fausses dents, et Sagana, sa perruque, ses drogues et ses rubans enchantés. »

Revenons aux préparations aphrodisiaques. Celles que fabriquaient les *sagæ* contenaient une foule d'ingrédients bizarres, et jusqu'à du sang menstruel. Mais ces femmes tenaient secrète la manière de préparer ces philtres; nous connaissons cependant, d'après Pline, un certain nombre de plantes qui pouvaient y entrer; en effet, il indique comme aphrodisiaques un assez grand nombre d'herbes : l'asperge ordinaire, l'asperge sauvage, la carotte, le raifort, le poireau, l'ail, le cresson, les graines de basilic et d'héliotrope, le safran, l'asphodèle, l'aurone (1). Le règne animal fournissait aussi son contingent; mais c'étaient plutôt des talismans, des amulettes, comme on peut en juger par l'exemple suivant : « L'anus de l'hyène attaché au bras gauche d'un homme est un philtre si puissant,

____

(1) Pline, *Hist. nat.*, passim.

qu'il suffit que celui qui le porte regarde une femme pour être suivi par elle aussitôt (1). »

Une sage-femme (*obstetrix*) a laissé aussi une formule assez bizarre : « Salpé ordonne de tremper sept fois les parties génitales d'un âne dans de l'huile bouillante et de frotter avec cette huile les parties génitales (2). »

Ajoutons encore le fiel de sanglier, la moelle de porc, les testicules de chevaux séchés et pulvérisés, — toujours d'après Pline, qui parle aussi de l'hippomane : « Quant à l'hippomane, il a une telle force que, jeté dans la fonte d'une figure d'airain qui représente une jument d'Olympie, il excite le rut le plus furieux chez les étalons qui en approchent (3). »

Les plantes que nous avons indiquées plus haut servaient à faire des potions, mais on les employait aussi en applications externes, comme le prouve un passage de Pétrone, qui nous signale en même temps une pratique qui a acquis plus tard une certaine célébrité, l'*urtication* :

Nasturtii succum cum abrotono miscet, perfusisque inguinibus meis, viridis urticæ fascem comprehendit, omniaque infra umbilicum cœpit lenta manu cædere (4).

(1) *Ibid.*, liv. XXVIII.
(2) *Ibid.*, liv. XXVIII.
(3) Pline, *Hist. nat.*, liv. XXVIII.
(4) Pétrone, *Satyricon*, CXXXVIII.

« Elle mélange le suc du cresson avec celui de l'aurone, et après m'en avoir arrosé, elle saisit un paquet d'orties vertes, avec lequel elle frappe doucement les parties situées au-dessous du nombril (1). »

Enfin, d'après le même auteur, nous voyons qu'on appliquait quelquefois les substances excitantes en suppositoires, au moyen de certains appareils, images honteuses des signes de la virilité :

Profert Enothea scorteum fascinum, quod, ut oleo, et minuto pipere atque urticæ trito circumdedit semine, paulatim cœpit inserere ano meo. Hoc crudelissima anus spargit subinde humore femina mea (2).

(1) Apulée parle aussi d'un instrument de ce genre, destiné au même usage : c'était un fouet composé de plusieurs cordes en laine garnies de nœuds, et munies à leur extrémité d'un petit os de mouton (*Métamorphose*, liv. VIII). — Voir, pour l'histoire de la flagellation, J. H. Meibomius, *De flagrorum usu in re venerea* (1643), et J. Boileau, *Historia flagellantium* (1700). — Les dames romaines se soumettaient également à la flagellation, afin de devenir fécondes. Aux fêtes de Pan, les Luperques, prêtres de ce dieu, parcouraient les rues et frappaient avec des lanières de cuir les mains et le ventre des femmes qui croyaient devoir recourir à ce moyen. (Juvénal, sat. II, v. 142 : *Nec prodest agili palmas præbere Luperco*). — Voir Ovide, *Les Fastes*, liv. II, v. 445, sur l'origine des Lupercales.

(2) Pétrone, *Satyricon*, CXXXVIII.

III.

LE NŒUD DE L'AIGUILLETTE.

Ami lecteur, vous avez quelquefois
Ouï conter qu'on nouait l'aiguillette :
C'est une étrange et terrible recette.
. . . .
D'un pauvre amant le feu se tourne en glace ;
Vif et perclus, sans rien faire il se lasse
Dans ses efforts, étonné de languir,
Et consumé sur le bord du plaisir.

VOLTAIRE.

Les *sagæ* possédaient aussi des enchantements pour rendre impropre au service de Vénus, *ad militiam Veneream*, et nous voyons les poëtes témoigner leurs appréhensions au sujet de ces maléfices qui devaient se vulgariser plus tard sous le nom de *nœud de l'aiguillette*. Chez les Romains, deux expressions servaient à désigner ces jongleries ; on disait *præligare*, lorsqu'il s'agissait d'empêcher les premières relations entre deux amants, et *nodum religare*, lorsque l'enchantement avait pour but d'interrompre des relations déjà en bonne voie.

Tibulle, après avoir parlé du pouvoir de la magicienne qu'il avait été consulter, ajoute avec moins d'assurance et de satisfaction :

> Quid credam? Nempe hæc eadem se dixit amores
> Cantibus aut herbis solvere posse meos (1).

« Que dois-je croire? Elle m'a dit qu'elle pouvait paralyser mon amour par ses enchantements et par des philtres. »

Ovide, s'étant trouvé en défaut auprès de sa maîtresse Corinne, nous raconte sa mésaventure dans une de ses gracieuses élégies intitulées *les Amours*; il expose avec une certaine complaisance que cela est tout à fait en dehors de ses habitudes :

> At nuper bis flava Chie, ter candida Pitho,
> Ter Libas officio continuata meo;
> Exigere a nobis angusta nocte Corinnam
> Me memini numeros sustinusse novem.

Enfin, pour expliquer un phénomène aussi insolite pour lui, il se demande si l'art n'est pas intervenu :

> Num mea Thessalico languent devota veneno
> Corpora? Num misero carmen et herba nocent?
> Sagave Pœnicea defixit nomina cera,
> Et medium tenues in jecur egit acus (2)?

« Est-ce la vertu magique d'un poison thessalien qui engourdit aujourd'hui mes membres? Est-ce un enchantement, une herbe vénéneuse, qui me réduit à un si triste état, ou une sorcière aurait-elle gravé

(1) Tibulle, liv. I, él. II.
(2) Ovide, *Les Amours*, liv. III, él. VII.

mon nom sur de la cire rouge, et m'aurait-elle en-
foncé des aiguilles minces dans le foie? »

Tibulle se charge de répondre à son ami et de lui
indiquer la cause, plus naturelle, de son échec :

> Non te carminibus, non te pollentibus herbis
>   Devovit tacito tempore noctis anus.
> . . . .
> Sed corpus tetigisse nocet, sed longa dedisse
>   Oscula, sed femori conseruisse femur (1).

« Ce n'est pas un enchantement, ce ne sont pas
des herbes malfaisantes qui t'ont ensorcelé pendant
la nuit. La véritable cause de ton malheur, c'est
d'avoir trop souvent touché le corps de ta maîtresse,
de l'avoir tenu dans des embrassements trop pro-
longés, de t'être plu à son contact. »

Nous devons dire que la cause invoquée par Tibulle
nous semble très logique, surtout après les énumérations que donne Ovide, à propos de Libas, de la
blonde Chié, de la blanche Pitho et de la belle Corinne
elle-même.

Nous trouvons dans le passage d'Ovide que nous
venons de citer une des premières mentions de l'acupuncture, *tenues in jecur egit acus;* dix-huit siècles plus
tard, on devait tenter d'introduire cette pratique
dans la thérapeutique, en lui attribuant des propriétés

(1) Tibulle, liv. I, él. VIII (ou él. IX de certaines éditions).

à peu près aussi chimériques que celle dont parle le poëte de l'*Art d'aimer*. — C'était, du reste, de l'acupuncture en effigie que l'on pratiquait autrefois ; le sujet soumis à l'expérience n'était autre que la petite statuette en cire rouge, *pœnicea cera*, sur laquelle on écrivait le nom de celui qu'elle était censée représenter.

L'herbe dont parle Ovide dans ce même passage paraît être la ciguë ; il la nomme plus loin, dans la même élégie :

> Tacta tamen veluti gelida mea membra cicuta
> Segnia propositum destituere suum.

« Mes membres, appesantis comme s'ils avaient été touchés par la froide ciguë, ne purent remplir leur office. »

Martial confirme l'opinion émise par Ovide sur les propriétés que l'on attribuait à la sinistre ombellifère.

Il existait aussi des cérémonies capables de rendre sa vigueur première au malheureux *prœligatus* ; nous en trouvons la description dans Apulée, l'auteur de la *Métamorphose* (ou l'*Ane d'or*) : « Prenez sept tiges de pied de lion séparées de leurs racines, et faites-les bouillir dans de l'eau au déclin de la lune. Lavez le patient avec cette eau, à l'entrée de la nuit, devant le seuil de sa porte, hors de sa maison ; et lavez-vous-en aussi, vous qui lui rendez cet office. Brûlez ensuite de l'herbe d'aristoloche, parfumez-en l'homme et rentrez tous deux à la maison sans regarder derrière vous, et il sera incontinent délié ou délivré (1). »

Pétrone raconte également des cérémonies mises en usage pour venir au malheureux *veneficio contactus* : « La vieille tire de son sein un réseau tout bigarré, de fil retors, qu'elle attache autour de mon cou. Ensuite elle pétrit avec sa salive la poussière qu'elle prend sur le doigt du milieu, et malgré ma répugnance, mon front en est stigmatisé; elle invoque le dieu des jardins et m'ordonne de cracher trois fois, de jeter par trois fois dans mon sein de petits cailloux qu'elle a magiquement préparés et teints de pourpre; puis ses mains interrogent l'organe malade. Celui-ci, plus prompt que la parole, obéit à l'appel et remplit les mains de la vieille. Alors, tressaillant de joie : tu vois, dit-elle, tu vois… mais ce n'est pas pour moi que j'ai fait lever le lièvre (2). »

C'est encore dans Pline que nous trouvons le plus de renseignements sur les substances que leurs propriétés anti-aphrodisiaques, réelles ou supposées, destinaient à entrer dans la préparation de ces philtres.

La plante la plus renommée était le nymphæa, et

(1) Apulée, de Madaure, *De herbarum virtutibus historia.*
(2) Pétrone, *Satyricon*, CXXXI.

cette réputation s'est continuée jusqu'à nos jours :
« Ceux qui prennent du *nymphæa alba* pendant douze
jours perdent la faculté du coït (liv. XXV, 37). Le
nymphæa heraclea peut éteindre à jamais les désirs
amoureux ; mais son action dure quarante jours lorsqu'on n'en prend qu'une seule fois.» (Liv. XXV, 60.)

Le *vitex agnus castus* mérite aussi d'être mentionné : « Les Grecs le nomment *lygos* ou *agnos*,
parce que les femmes d'Athènes, pendant les Thes-
mophories, temps où elles observent une exacte con-
tinence, jonchent leur lit de feuilles de cette plante.
Elle réprime les ardeurs vénériennes, et par cette
propriété surtout combat les araignées-phalanges,
dont la piqûre excite les organes génitaux. »
(Lib. XXIV.)

« Les crottes de souris en topique ont pour
les hommes une propriété anti-aphrodisiaque. »
(Lib. XXVIII, 78.)

Un lézard qu'on a fait mourir dans de l'urine
d'homme est anti-aphrodisiaque pour celui qui a
rendu l'urine. Ajoutons à cela l'aneth, le pourpier
sauvage, la partie droite d'un poumon de vautour,
les moineaux ou les œufs de moineaux, la fiente d'es-
cargot, le testicule droit du coq, la poussière dans
laquelle une mule s'est vautrée (1).

---

(1) Pline, *Hist. nat.*, liv. XXX et XX.

IV.

PLINE.

Je pense qu'il ne sera pas inutile de donner ici quelques détails sur les auteurs dont le nom est le plus souvent cité dans ces notices dont ils font les plus grands frais : afin de ne pas fatiguer l'attention, je disséminerai ces notes biographiques à la suite de plusieurs chapitres.

Les citations de Pline qui précèdent donnent une assez faible idée de ses connaissances en médecine, et à cause de cela même, l'ensemble de son *Histoire naturelle* a été assez mal jugé par les médecins. Cet ouvrage, en somme, est très remarquable : il forme un vaste *Compendium*, où l'on trouve des renseignements extrêmement précieux sur l'astronomie, la météorologie, la géographie, l'agriculture, sur tout ce qui a rapport aux sciences, aux beaux-arts, à l'industrie. La partie la plus faible est la matière médicale, dans laquelle Pline a consigné toutes les fables relatives à la médecine, toutes les superstitions qui avaient cours de son temps; mais il indique lui-même qu'il n'y ajoute pas une grande confiance. Son seul tort, à mon sens, est de prendre prétexte de toutes ces niaiseries pour attaquer la médecine et les médecins; c'est du reste un travers qui existe de nos

jours où l'on voit tous les ignorants attaquer la médecine, sans avoir le moindre soupçon de ce que peut
être cette science ; c'est pour eux une occasion trop
favorable de faire un peu d'esprit à bon marché,
Molière les défrayant complétement.

J'avoue, pour ma part, que je trouve assez bizarres
les recettes données par Pline, mais je n'ai guère
l'idée d'en rire, lorsque je vois en plein xix° siècle
s'étaler et prospérer l'homœopathie, le charlatanisme,
les annonces, toutes les turpitudes enfin qui spécu-
lent sur la crédulité et sur la bêtise humaines.

— Pline l'ancien (*C. Plinius Secundus*) naquit à
Vérone, 23 ans après J.-C.; il mourut l'an 79, lors de
la fameuse éruption du Vésuve ; il fut englouti sous
les cendres, asphyxié par la fumée; tout le monde
connaît la lettre dans laquelle son neveu et fils adop-
tif, Pline le jeune, rend compte de ces événements.

Pline avait écrit plusieurs autres ouvrages, parmi
lesquels une *Histoire de Rome*, qui sont perdus; tra-
vailleur infatigable, il consacrait tous ses instants à
la science, ne perdant aucun moment, se faisant faire
des lectures pendant ses repas, lorsqu'il était au bain
ou en voyage.

Il remplit plusieurs emplois publics, et fut honoré
de l'amitié des empereurs Vespasien et Titus, qui
eurent plus d'une fois recours à ses lumières dans des
circonstances difficiles.

V.

OVIDE.

Ovide (*Publius Ovidius Naso*) naquit à Sulmone (aujourd'hui Solmona), l'an 43 avant J.-C., et mourut à l'âge de 60 ans à peu près.

Les ouvrages les plus connus d'Ovide sont, après les *Métamorphoses*, le recueil d'élégies nommé *les Amours* (3 livres), et l'*Art d'aimer* (3 livres) : ces deux derniers ouvrages ont été composés dans sa jeunesse ; il les écrivait

En donnant de son art les charmantes leçons ;

il indique qu'il les dédiait surtout à ses compagnons de plaisir et aux courtisanes (1). Toutes ces poésies obtenaient le plus grand succès ; on en faisait de nombreuses copies, circonstance heureuse à laquelle on doit la conservation des *Métamorphoses*, car il avait lui-même détruit le manuscrit qu'il possédait. Il vivait heureux à Rome ; son existence était alors riante, comme il le dit lui-même (2) ; mais tout à coup il fut exilé de Rome, et envoyé dans des contrées lointaines. On ne connaît pas exactement la cause de cette punition qui lui fut infligée par l'em-

(1) *Les Pontiques*, liv. III, III, v, 51, et *Les Tristes*, liv. II, élégie unique, v. 47.

(2) *Les Tristes*, liv. I, él. 1.

pereur Auguste qui l'honorait d'une bienveillance
toute particulière. Plusieurs hypothèses ont été faites
à ce sujet : ainsi on a dit qu'il avait été exilé —
parce qu'il avait été l'amant de Julie, fille d'Auguste ;
parce qu'il avait vu Livie, femme d'Auguste, sortant
du bain ; parce qu'il avait surpris Auguste avec Julie,
sa fille ; parce qu'il avait été l'amant d'une autre
Julie, petite-fille d'Auguste (ce serait elle alors qu'il
aurait célébrée sous le nom de Corinne) ; enfin, parce
qu'il aurait été témoin involontaire des amours de
cette dernière Julie.

On peut déjà écarter de cette énumération tout ce
qui est relatif à Julie, fille d'Auguste, qui était déjà
exilée bien avant l'exil d'Ovide lui-même, et de plus,
on peut encore circonscrire le champ des hypothèses,
en rejetant toute participation directe d'Ovide au fait
incriminé ; sa seule faute fut d'avoir surpris involon-
tairement un détail des mœurs du palais impérial.

> Cur aliquid vidi? Cur noxia lumina feci?
> Cur imprudenti cognita culpa mihi?
> Inscius Actæon vidit sine veste Dianam,
> Præda fuit canibus non minus ille suis (1).

« Ah ! pourquoi mes regards furent-il indiscrets ?
pourquoi mes yeux furent-ils coupables ? pourquoi
n'ai-je senti ma faute qu'après mon inconséquence ?
Ce fut sans le savoir qu'Actéon aperçut Diane dé-

______

(1) *Les Tristes*, liv. II, élégie unique, v. 103.

pouillée de ses vêtements; il n'en fut pas moins la proie de sa meute acharnée. » Ce sont les deux derniers vers qui ont fait croire qu'il avait pu voir Livie au bain; mais il n'y a là qu'une simple comparaison poétique.

Le prétexte de son exil fut la licence de ses premières poésies; mais c'eût été attendre bien longtemps avant de sévir : le poëte avait cinquante ans au moment de sa disgrâce; en outre, Auguste accueillait fort bien ces mêmes poésies, et récompensait l'auteur : Ovide rappelle qu'Auguste lui donna alors un beau cheval (1); ce n'était donc qu'un prétexte, et Ovide indique lui-même qu'il y a une autre cause, mais il ne la fait pas connaître.

> Perdiderint cum me duo crimina et error,
> Alterius facti culpa silenda mihi (2).

Nous adopterions plutôt la dernière hypothèse, c'est-à-dire, qu'ayant surpris la jeune Julie avec un amant, il en aurait plaisanté; et ses domestiques auraient divulgué le fait qui ne resta pas inconnu, ainsi que le dit encore Ovide :

> Causa meæ cunctis nimium quoque nota ruinæ
> Indicio non est testificanda meo.
> Quid referam comitumque nefas, famulosque nocentes (3).

(1) *Les Tristes*, liv. II, élégie unique.
(2) *Ibid.*
(3) *Les Tristes*, liv. IV, él. x, v. 99.

« La cause de ma perte, trop connue de tout le monde, ne doit point être signalée par mon témoignage. Rappellerai-je la trahison de mes amis, la perfidie de mes gens ? »

Ovide fut relégué aux dernières limites de l'empire romain, à Tomes ; il dut partir précipitamment, et quitta Rome pendant la nuit. Il parle de son départ dans une élégie fort touchante (*Tristes*, liv. I, él. III).

La situation de Tomes n'a pas été déterminée exactement ; il dit cependant très catégoriquement que cette ville était placée à l'embouchure du Danube :

Latus ubi æquoreis additur Ister aquis (1);

On peut donc admettre que cette ville était placée au sud du Danube (2), à quelque distance du bord du Pont-Euxin (mer Noire), comme le dit Ovide. La ville qui porte aujourd'hui son nom, Ovidiopolis, sur le Dniester, à cinq lieues de la mer, ne peut donc en aucune façon avoir été le lieu de son exil, comme pourrait le faire supposer cet hommage rendu à la mémoire du poëte exilé.

Tomes devait son nom à un crime atroce :

(1) *Ibid.*, liv. V, él. VII, v. 2.

(2) Ovide dit que lorsque le Danube est gelé, les Gètes le traversent pour venir piller Tomes ; les Gètes habitaient au nord du Danube.

Inde Tomis dictus locus hic, quia fertur in illo
    Membra soror fratris consecuisse sui (1).

« Ce lieu fut nommé Tomes, parce qu'une sœur y
coupa les membres de son frère. »

C'était un pays sauvage, froid, habité par des barbares, souvent pillé par les peuples voisins, ne pro-
duisant rien, sans arbres :

Ergo tam late pateat quam maximus orbis
    Hæc est in pœnam terra reperta meam (2).

. . . .

Ira Dei nobis non me misisset in istam
    Si satis hæc illi nota fuisset, humum (3).

« Et voilà, dans toute l'étendue de l'immense univers, le lieu choisi pour mon exil… La colère d'un
Dieu clément ne m'aurait pas envoyé dans ces contrées, s'il les eût connues. »

Les deux ouvrages que nous avons déjà cités plusieurs fois, les *Tristes*, les *Pontiques*, sont des recueils
d'élégies qu'Ovide écrivait au milieu de ces peu-
plades barbares ; il supportait avec peine son exil et
écrivait à ses amis, leur demandant souvent d'inter-
céder auprès d'Auguste pour qu'on lui donnât une
résidence moins triste, moins sauvage.

Sa seule consolation était de recevoir des lettres de

(1) *Les Tristes*, liv. III, él. IX, derniers vers.
(2) *Les Tristes*, liv. III, él. X, v. 77.
(3) *Les Pontiques*, liv. I, lett. II, v. 69.

ses amis ; de là il applaudissait à leurs succès, à leurs victoires, mais là aussi il apprit la mort de quelques-uns d'entre eux, et particulièrement celle de Celse, auxquels l'élégance de son style et ses connaissances en médecine avaient valu les deux surnoms de *Medicus Cicero*, *Latinus Hippocrates*.

Dans une élégie (1), il pleure la mort de cet ami qui l'avait consolé dans son malheur : « La lettre que j'ai reçue de toi, Maximus, sur la mort de Celse, a été aussitôt mouillée de mes larmes... Son image s'attache à mes regards comme s'il était devant moi ; tout mort qu'il est, ma tendresse se le représente vivant ; souvent je me rappelle son abandon dans des délassements, souvent, sa probité si pure dans les affaires sérieuses. Cependant aucune époque ne me revient plus souvent à l'esprit que ces jours qui auraient dû être les derniers de ma vie, où ma maison, ébranlée tout à coup, s'écroula et tomba sur la tête de son maître. Il vint à moi lorsque la plupart m'abandonnèrent, Maximus, et il ne suivit pas la fortune. Je l'ai vu pleurer ma mort, comme s'il eût eu un père à mettre sur le bûcher. Il me tint embrassé, me consola dans mon abattement et ne cessa de mêler ses larmes aux miennes.....

« Souvent, il me jurait qu'il viendrait ici, pourvu

____

(1) *Les Pontiques*, liv. I, lett. ix.

que tu lui permisses ce long voyage, car ta demeure était sacrée pour lui; il l'honorait avec ce respect que tu portes toi-même aux dieux maîtres du monde. Crois-moi, tu as bien des amis, et tu le mérites : dans le nombre, il n'en est aucun qui l'emportât sur lui, si toutefois ce ne sont ni les richesses, ni le nom d'illustres aïeux, mais la vertu et l'intelligence qui distinguent les hommes.

» C'est donc avec raison que je pleure la mort de Celse, comme il me pleura vivant au moment de mon départ; c'est avec raison que je lui consacre des vers qui rendent témoignage à ses qualités si rares. Il faut, Celse, que la postérité y lise ton nom. C'est tout ce que je puis t'envoyer des bords gétiques; c'est la seule chose ici qu'on ne puisse me contester. »

C'est dans ces contrées sauvages qu'Ovide passa dix années loin de sa famille, de sa femme, et de sa fille Périlla, qui était en Afrique au moment de son départ de Rome; dans les deux recueils de lettres que nous avons cités, il parle de ses souffrances sur la terre d'exil : il commençait même à oublier la langue latine !

« Dans toute la population, il n'est pas un homme capable d'exprimer en latin les idées les plus simples et les plus communes. Moi-même, poëte latin, Muses, daignez me le pardonner! je suis souvent forcé de parler sarmate. Oui, je rougis de cet aveu, par l'effet d'une longue désuétude, à peine puis-je trouver les mots latins. »

Quantum mutatus ab illo! Est-ce bien le poëte qui pouvait avec tant de raison dire :

Quidquid tentabam scribere versus erat,

ce poëte, à qui son admirable facilité aurait permis de mettre en vers élégants un *formulaire médical ;* je n'exagère pas, vous en verrez la preuve plus loin.

Enfin la mort vint terminer cette torture morale :

Aux Sarmates grossiers il a légué sa cendre
Et sa gloire aux Romains !

Oh ! non, Ovide ne léguait pas ses cendres aux Sarmates : souvent il exprime le souhait de revoir Rome, même mort ! Il ne craint plus que de voir son corps rester sur ces rives désolées !

Nec mea Sarmaticum contegat ossa solum (1) !

« Et que la terre des Sarmates ne recouvre pas mes os ! »

Hélas !, son souhait ne fut pas exaucé, comme le prouve cette épitaphe que l'on attribue à tort à un Gète auquel il avait appris un peu de latin :

____

(1) *Les Pontiques,* liv. I, lett. II, v. 60.

Hoc situs est vates quem divi Cæsaris ira
Augusti patria cedere jussit humo.
Sæpe miser voluit patriis accumbere terris,
Sed frustra ; hunc illi fata dedere locum.

Ovide avait chanté les femmes et l'amour. Quinze siècles plus tard, deux femmes illustres devaient pieusement honorer sa mémoire; telle paraît être, du moins, l'idée qui inspira les deux légendes suivantes :

« Ciofanus raconte qu'Isabelle, reine de Hongrie, fit voir à Bargeus une plume d'or sur laquelle était écrit : *Ovidii Nasonis calamus*, et qu'elle estimait aussi précieuse qu'une relique. Ce fut à Taurinium, ville de la basse Hongrie, en l'année 1540, que Bargeus vit ce souvenir, dont la conservation ne peut s'expliquer que par le respect des peuples pour un génie brillant et malheureux (1). »

« Un jour, comme elle se promenait à travers les splendeurs futures de son empire illimité, la grande impératrice Catherine découvrit parmi des ruines une tombe abandonnée; et, rêveuse, elle voulut savoir qui donc reposait sous les broussailles? On lui répondit que c'était un poëte, un Romain, dont le nom était oublié. Mais elle était femme, elle était l'amie et le disciple de Voltaire; elle savait l'histoire de son empire, et, sur cette pierre usée par le temps,

(1) E. Greslou, dans l'*Ovide* de la collection Panckouke, t. X, Introduction.

elle devina le nom d'Ovide. Alors, au milieu de ce triomphe à travers les déserts, on vit une larme mouiller les yeux de cette femme qui ne pleurait guère! O louange suprême! larme éloquente et doublement glorieuse (1). »

Les ouvrages d'Ovide sont très nombreux, et la diversité des sujets qui y sont traités témoigne de la facilité et de la flexibilité de son talent. A ceux que nous avons cités il faut ajouter les suivants : le *Remède d'amour*; les *Cosmétiques*, dont nous parlons plus loin ; la *Pêche (halieuticon)*; l'*Ibis*, poëme de six cents vers, longue et énergique imprécation contre un de ses anciens amis qui répandait des calomnies sur lui et sur sa femme; les *Héroïdes*, son premier ouvrage, lettres écrites par des héros antiques; les *Fastes*, histoire des cérémonies religieuses et de certains usages de Rome; une tragédie intitulée *Médée*, dont deux vers seulement sont connus, et plus de dix autres ouvrages moins importants.

Voulez-vous une appréciation sur le caractère de ces œuvres si différentes : ici je céde la plume à un plus compétent que moi, M. J.-P. Charpentier : « Ses ouvrages peuvent intéresser l'homme du monde et le poëte, le savant et le philosophe, le sage comme le jeune homme : à tous, ils offrent des plaisirs et des

(1) Jules Janin, dans les *Œuvres choisies d'Ovide*, édit. F. Lemaistre. Paris, 1858, in-8.

instructions. Ovide doit être surtout le poëte de la France. Son esprit vif et animé, son imagination souple et légère, sa malice spirituelle, son bon sens ingénieux, ont avec le génie français de merveilleuses ressemblances (1). »

VI.

TIBULLE.

Tibulle (*Albius Tibullus*) était né en 43 avant Jésus-Christ, la même année qu'Ovide, son ami. Quelques auteurs disent encore que la date de sa naissance est inconnue, d'autres le font naître plus de soixante ans avant Jésus-Christ. Mais la première date est indiquée d'une manière précise par Tibulle lui-même :

> Natalem primo nostrum videre parentes,
> Cum cecidit fato consul uterque pari (2).

« Mes parents me virent naître le jour où deux consuls de Rome moururent ensemble par un sort commun. » C'est à la bataille de Modène, quarante-trois ans avant Jésus-Christ, que les consuls Hirtius et Pansa furent tués le même jour.

(1) J. P. Charpentier, *Notice littéraire sur Ovide*, placée en tête de la traduction des œuvres complètes d'Ovide, dans la collection Panckoucke, 1834.

(2) Tibulle, liv. III, él. v, v. 47.

Tibulle était chevalier romain, d'une famille noble et riche, très avantageusement doué par la nature, comme l'apprend le passage suivant d'une lettre adressée à Tibulle par Horace :

. . . . Di tibi formam,
Di tibi divitias dederant, artemque fruendi (1).

« Les dieux t'ont donné la beauté, la richesse, et l'art de te servir de ces avantages. »

Mais plus tard, il perdit sa fortune on ne sait trop par quelles circonstances ; il se plaint lui-même de son changement de position (liv. IV, él. 1, v. 183) ; il en parle encore souvent à d'autres occasions. Comme Ovide et Properce, il fréquentait beaucoup les courtisanes et les femmes galantes ; celle dont il parle le plus dans ses élégies, Délie, était, paraît-il, une affranchie nommée Plania, dont le mari tolérait les liaisons, pourvu qu'il en tirât du profit. Malheureusement Tibulle n'était plus dans des conditions favorables sous ce rapport, et il eût été vite évincé sans la protection que lui accordait la mère de Délie-Plania. Malgré cela cependant, il ne put éviter cette disgrâce, dont il se plaignait amèrement (liv. I, él. v) :

At tibi, qui venerem docuisti vendere primus
Quisquis es, infelix urgeat ossa lapis (2).

(1) Horace, liv. I, ép. 4, v. 6.
(2) Liv. I, él. 4.

« O toi, qui, le premier, enseignas à vendre l'amour, qui que tu sois, puisse la pierre funéraire peser sur tes os. »

Ovide et Properce se plaignent souvent aussi de voir les femmes qu'ils fréquentent accorder leurs faveurs à de plus riches qu'eux.

> Quæ Venus ex æquo ventura et grata duobus
> Altera cur illam vendit, et alter emit (1)?
>
> . . . .

« Quand l'amour doit avoir le même charme pour tous deux, quelle raison pour l'un de l'acheter, pour l'autre de le vendre. »

Et ailleurs encore :

> Ingenium quondam fuerat pretiosius auro
> At nunc barbaries grandis, habere nihil (2).
>
> . . . .
>
> Qui dabit, ille tibi magno sit major Homero ;
> Crede mihi, res est ingeniosa dare (3).

« Le génie était autrefois plus précieux que l'or ; c'est être plus que barbare aujourd'hui de n'avoir rien..... Celui qui aura de l'or à te donner sera à tes yeux plus grand que le grand Homère. Crois-moi, on a de l'esprit quand on donne (4). »

(1) Ovide, *Les Amours*, liv. I, él. x.
(2) *Ibid.*, liv. III, él. viii.
(3) *Ibid.*, liv. I, él. viii.
(4) Voy. Properce, liv. III, él. xi, et liv. IV, él. v.

Hélas! les défauts qu'ils reprochent à Corinne, à Délie, à Cynthie, sont de tous les temps, et ce sujet a déjà défrayé souvent les poëtes :

> Gratis est mort ; plus d'amour sans payer :
> En beaux louis se comptent les fleurettes.
>
> . . . .
>
> Je l'ai jà dit, rien n'y font les soupirs ;
> Celui-là parle une langue barbare
> Qui, l'or en main, n'explique ses désirs (1).

Tibulle, trompé, chercha à se consoler en employant un assez bon moyen qui cependant ne lui réussit pas :

> Sæpe aliam tenui : sed jam cum gaudia adirem,
>   Admonuit dominæ, deseruitque Venus.
> Tum me discedens devotum femina dixit (2).

« Souvent je fus voir d'autres femmes ; mais même auprès de celles-ci je pensais à ELLE, et Vénus m'abandonnait ; la femme s'éloignait alors en disant que j'étais ensorcelé. »

Il chercha à parer à ce nouvel inconvénient au moyen de philtres amoureux, *poculum desiderii ;* nous avons vu qu'il était bien au courant de tous les sortiléges et qu'il avait obtenu la confiance d'une *magicienne véridique.* Peut-être ces préparations aphrodisiaques, peut-être aussi les excès qui l'avaient forcé à

----

(1) La Fontaine, *A femme avare.....*

(2) Tibulle, liv. I, él. v.

y recourir abrégèrent-ils sa vie, car il mourut encore
jeune.

Ovide a composé une élégie sur la mort de son
ami (1). Il dit qu'il mourut près de sa mère et de sa
sœur, et qu'il reçut également les adieux de Délie et
de Némésis, ses maîtresses. C'était un de ses souhaits :
il l'avait exprimé à Délie :

> Te spectem, suprema mihi quum venerit hora
>   Et teneam moriens deficiente manu (2).

> Je veux dans mes derniers adieux,
> Disait Tibulle à son amante,
> Attacher mes yeux sur tes yeux,
> Te presser de ma main mourante (3).

(1) Ovide, *Les Amours*, liv. III, él. LV.
(2) Tibulle, liv. I, él. I.
(3) Voltaire, *Epitre à madame.....*

L'Avortement chez les Romains.

I.

L'avortement, d'abord pratiqué clandestinement à Rome, finit par devenir un usage tellement répandu et admis, que l'exemple était donné jusque dans le palais des empereurs; il en était question au théâtre comme d'une chose toute simple, toute naturelle.

Les femmes avaient recours à l'avortement pour plusieurs raisons : pour faire disparaître le résultat de relations illégitimes; afin de pouvoir se livrer sans interruption à la débauche. Mais il est une autre raison que l'on voit intervenir souvent : c'était pour éviter les modifications que la grossesse et l'accouchement imprimeraient au corps. Chez les Romains, une femme était vieille à vingt-cinq ans ou trente ans, aussi devait-elle éviter tout ce qui pouvait diminuer quelques-uns de ses charmes; elle devait éviter la fatigue de l'enfantement et les soins de la maternité.

Ovide indique clairement ce but, et dit que les femmes se faisaient avorter, *ut careat rugarum cri-*

mine venter, pour éviter qu'il se forme des rides, des vergetures sur la paroi abdominale (1).

Aulu-Gelle, dans les *Nuits attiques*, nous indique également ce but de l'avortement : « Penses-tu que la nature ait donné les mamelles aux femmes comme de gracieuses protubérances destinées à orner la poitrine et non à nourrir les enfants? D'après cette idée, la plupart de nos merveilleuses s'efforcent de dessécher et de tarir cette fontaine sacrée où le genre humain puise la vie, et risquent de corrompre et de détourner leur lait, comme s'il gâtait ces attributs de la beauté. C'est la même folie qui les porte à se faire avorter à l'aide de diverses drogues malfaisantes, afin que la surface polie de leur ventre ne se ride pas et ne soit pas déformée par la grossesse et le travail de l'enfantement (2). »

C'est Ovide qui nous fournit le plus de renseignements sur ce sujet ; il parle à plusieurs reprises des dangers de l'avortement. Une de ses maîtresses, celle qu'il a le plus célébrée, et qu'il désigne sous le nom de Corinne, n'avait pas craint d'employer ces manœuvres criminelles :

> Dum labefactat onus gravidi temeraria ventris
> In dubio vitæ lassa Corinna jacet (3).

(1) Ovide, *Les Amours*, liv. II, él. XIII.
(2) Aulu-Gelle, *Nuits attiques*, liv. XII, ch. 4.
(3) Ovide, *Les Amours*, liv. II, él. XIII.

« L'imprudente Corinne, en cherchant à se débar-
rasser du fardeau qu'elle portait dans son sein, s'est
exposée elle-même à perdre la vie. »

> Sed tamen aut ex me conceperat, aut ego credo :
> Est mihi pro facto sæpe quod esse potest.

« Pourtant c'est par moi qu'elle était devenue
grosse, du moins je le crois ; car souvent je prends
pour un fait certain ce qui n'est que possible. » Ovide
se montre très philosophe à l'endroit de sa paternité,
et se console par une maxime dont nous trouvons
trop souvent l'application dans les sciences médicales.
Plus loin, Ovide revient encore sur le danger de
l'avortement :

> At teneræ faciunt, sed non impune, puellæ.
> Sæpe suos utero quæ necat ipsa perit :
> Ipsa perit, ferturque toro resoluta capillos ;
> Et clamant : « Mērito », qui modo cumque vident (1).

« De jeunes filles y ont recours, mais non impuné-
ment ; car celle qui essaie de tuer son enfant dans son
sein est souvent victime de ces tentatives ; elle périt
et on l'emporte toute échevelée sur son lit de douleur, et tous s'écrient en la voyant : Elle l'a bien
mérité !

> Quæ prima instituit teneros convellere fœtus
> Militia fuerat digna perire sua (2).

(1) Ovide, *Les Amours*, liv. II, él. XIV.
(2) *Ibid*.

« Celle qui la première établit l'usage d'expulser ainsi les enfants avant terme, méritait elle-même de périr victime de ces artifices. »

C'étaient les *sagæ* qui avaient la spécialité des avortements; mais il paraît que quelquefois les nourrices leur faisaient concurrence; celles-ci restaient pendant fort longtemps auprès des jeunes filles dont les premières années avaient été confiées à leurs soins; elles devenaient les confidentes de ces jeunes femmes, et les assistaient lorsqu'elles avaient recours à l'avortement pour une raison quelconque. Le passage suivant d'Ovide témoigne de leur intervention en pareille occasion; l'incestueuse Canacée, fille d'Éole, adresse à son frère Macarée une lettre sur sa grossesse :

« Déjà le fardeau arrondissait mes flancs incestueux et mes membres étaient appesantis par le poids que je dissimulais. Que d'herbages, que de médicaments ma nourrice (*nutrix*) ne m'apporta-t-elle pas! Combien ne m'en fit-elle pas prendre d'une main criminelle, afin de détacher complétement de mes entrailles ce fardeau qui augmentait! Ah! trop vivace l'enfant résista à ces artifices, et fut en sûreté contre un ennemi qui n'avait rien à craindre de lui (1). »

(1) Ovide, *Héroïdes*, XI, Canacée à Macarée.

Dans une pièce de Plaute, il est question d'avortement d'une manière très catégorique :

> Celabat (graviditatem) metuebatque te ut ne sibi persuaderes
> Ut abortioni operam daret, puerumque ut enecaret (1).

« Elle te cachait sa grossesse, craignant que tu ne la forçasses à recourir à un avortement, et à tuer l'enfant qu'elle portait dans son sein. »

On ne peut se défendre d'un mouvement de surprise, en trouvant dans les œuvres dramatiques des passages où cette pratique criminelle est énoncée d'une façon aussi simple et comme s'il s'agissait d'un acte tout naturel; mais il faut se rappeler que chez les Romains, le père disposait à peu près librement de l'enfant nouveau-né, et si l'infanticide était permis, à plus forte raison l'avortement devait être considéré comme un droit mieux acquis, mieux établi. Cependant la pratique de l'avortement criminel était loin d'avoir acquis alors le développement qu'elle prit plus tard sous la domination des empereurs.

Il existait cependant des lois sur l'avortement; mais, comme beaucoup d'autres lois, elles étaient tombées en désuétude ; les peines mentionnées étaient très sévères : « Qui abortionis poculum dant, et si dolo non faciant, tamen quia mali exempli res est, humi-

_____

(1) Plaute, *Truculentus*, I, II, 99.

liores ad metallum, honestiores in insulam, amissa parte bonorum, relegantur. Quod si eo (poculo) mulier aut homo perierit, summo supplicio afficiuntur (1). »

« Quiconque aura fait prendre une potion abortive, même sans intention criminelle, comme le fait est d'un mauvais exemple, sera envoyé aux mines, s'il est pauvre; et s'il est riche sera relégué dans une île, une partie de ses biens étant confisquée. Si la mère ou l'enfant a succombé par l'effet de ce breuvage, les coupables seront punis du dernier supplice. »

Du reste, l'application de la loi devenait fort difficile, puisque l'exemple de l'avortement était donné jusque dans le palais de l'empereur, comme nous l'avons dit plus haut. Juvénal, qui nous fait connaître ce détail, s'exprime avec l'énergie qui lui est habituelle :

> Cum tot abortivis fecundam Julia vulvam
> Solveret, et patruo similes effunderet ollas (2).

Il est à peu près impossible de donner dans notre langue une traduction satisfaisante à tous égards de ces deux vers. Un de nos confrères, M. Constant Dubos, traduit ainsi la pensée du satirique romain :

---

(1) Julius Paulus, *Recept. sentent.*, XXXVIII, § 7. — Paulus vivait sous Caracalla et Al. Sévère.

(2) Juvénal, sat. II, v. 32.

> Quand de ses flancs brisés par tant d'avortements
> Julia rejetait le fruit de ses débauches,
> Images de son oncle, effroyables ébauches.

Cette Julia, fille de Titus, nièce de Domitien, devint la concubine de ce dernier ; elle succomba aux suites d'un de ces avortements (1).

Ovide nous apprend à quelle occasion les dames romaines se firent avorter pour la première fois.

> Nam prius Ausonias matres carpenta vehebant
> Hæc quoque ab Evandri dicta parente reor.
> Mox honor eripitur, matronaque destinat omnis
> Ingratos nulla prole novare viros ;
> Neve daret partus, ictu temeraria cæco
> Visceribus crescens excutiebat onus (2).

« Autrefois les dames romaines se faisaient porter sur des chars appelés *carpenta*, du nom, je crois, de la mère d'Évandre. On enleva bientôt cette distinction à leur vanité ; mais un complot se forme : les dames veulent priver leurs ingrats maris du bonheur d'être pères. On vit plus d'une mère cruelle, pour rester fidèle à la vengeance, faire sortir d'une main témé-raire avant l'âge marqué le tendre fruit de son sein. »

Les Romaines avaient formé un complot comme celui dont il est question dans la *Lysistrata* d'Aristo-phane, c'est-à-dire qu'elles firent entre elles le ser-

______

(1) Suétone, *Domitien*, XXII. — Pline, lettres IV, 11.

(2) Ovide, *Les Fastes*, liv. I, v. 619.

ment de n'avoir plus de relations avec leurs maris ; et elles se firent avorter pour faire disparaître les enfants déjà conçus à ce moment ; ou peut-être se trouva-t-il quelque fausse sœur qui manqua à son serment, et qui voulut faire disparaître, au moyen des abortifs, la preuve de son parjure.

Les citations qui précèdent nous apprennent que c'est au moyen de breuvage qu'on déterminait l'avortement : nulle part il n'est fait mention d'opérations manuelles. Pline cite quelques abortifs, mais ce ne sont que des sortiléges et des enchantements ; il n'insiste pas sur ce point, craignant de divulguer des moyens dont on pourrait tirer profit dans un but coupable.

II.

Si nous comparons ces mœurs d'un autre âge à celles de nos jours, nous trouverons, pour le sujet qui vient de nous occuper, des différences assez notables. Autrefois l'avortement était tellement passé dans les habitudes, chez les Romains du moins, qu'il pouvait en être question dans les poésies comme celles que nous avons citées ; au théâtre même, on en parlait comme d'une chose toute naturelle.

Aujourd'hui des répressions sévères existent contre ces pratiques criminelles ; aussi ne peuvent-elles plus être mises à exécution que clandestinement et dans l'ombre; néanmoins les faits de ce genre sont encore extrêmement nombreux, comme le prouve le dépouillement des annales judiciaires; et encore ces répressions n'atteignent qu'un petit nombre d'individus, ainsi qu'on peut en juger par le compte rendu même des affaires d'avortement; dans un grand nombre de celles-ci, on voit souvent les prévenus parler d'un certain nombre d'autres cas ayant échappé aux investigations de la justice.

De nos jours, ce sont encore les *sagœ*, les sages-femmes qui pratiquent le plus grand nombre d'avortements; à Paris, où toutes les misères, toutes les ignominies passent inaperçues avec plus de facilité, à cause du grand nombre d'habitants qui s'y trouvent, l'avortement tend à se multiplier; il existe des maisons, soi-disant d'accouchements, où ces crimes sont extrêmement nombreux; ce sont des asiles ouverts à la prostitution, et surtout à l'avortement. Il y a, pour ainsi dire, une sorte d'administration pour le recrutement des femmes que leurs conditions spéciales d'existence désignent d'avance à celles qui se livrent à ce honteux trafic; nous trouvons là un reflet des mœurs de l'ancienne Rome; ainsi il existe des femmes à professions mal définies, plutôt entremetteuses cependant, intermédiaires habiles, qui se chargent de rechercher des *pratiques* pour les maisons dont nous venons de parler.

Voici, en général, comment se font ces manœuvres : Des femmes exerçant ostensiblement la
profession de marchandes à la toilette, ou quelque
chose d'approchant, se présentent chez des femmes
entretenues surtout, et sous prétexte de leur offrir
des dentelles et d'autres objets de toilette, s'infor-
ment de leur santé, etc., et, dans le cas où une grossesse intempestive vient entraver leur genre de vie,
leur proposent les moyens d'en abréger la durée,
d'en prévenir les conséquences; si la femme elle-
même n'en a pas besoin, elle est priée d'en faire part
à celles de ses amies qui peuvent s'y intéresser. Lorsqu'alors directement ou indirectement, l'entremetteuse a découvert quelque malheureuse qui consente
à adopter le moyen qui lui est proposé, on entre en
arrangements, et moyennant un prix variable, fixé et
généralement payé d'avance, la sage-femme fournit
la drogue qui doit procurer l'avortement ; il en faut
généralement un litre ou une bouteille ; on peut soupçonner quelles sont les substances qui entrent dans
cette préparation ; je ne les indiquerai pas ici pour
une *première raison*, à défaut de laquelle j'en aurais
une seconde.

Si je signale ici ces faits, c'est que je n'en ai pas
encore entendu parler, et que je crois qu'il peut être
utile de les connaître pour en établir plus facilement
la répression, et surtout pour diriger les investiga-

tions nécessitées par les poursuites judiciaires. — Pour indiquer jusqu'à quel point les choses sont poussées, je répéterai, d'après un auteur bien autorisé, en médecine légale surtout, qu'il existe à Paris des maisons d'avortement tellement établies, tellement connues, que l'on y vient même de l'étranger !

Il y a lieu de se demander pourquoi ces maisons étant tellement connues, on n'arrive pas à réprimer ces pratiques criminelles ; c'est que souvent l'action de la justice, dont l'attention est cependant portée de ce côté, se trouve entravée par le défaut de preuves physiques, lors même qu'il existe une certitude morale presque complète. Nous nous arrêtons, car ce n'est pas ici le lieu de nous étendre plus longuement sur ce sujet ; nous avons cependant cru utile de signaler ces faits, en comparant ces coutumes de l'ancienne Rome à nos mœurs contemporaines.

IV.

I.

Parmi les monstruosités que nous dévoile l'étude des mœurs romaines, il n'en est peut-être pas de plus atroce que celle dont nous allons nous occuper; sous l'empire, il existait à Rome un nombre très considérable d'eunuques destinés à la satisfaction des plus honteuses passions. Outre les malheureux qui furent ainsi privés des attributs de la virilité, combien d'autres succombèrent aux suites des opérations employées pour cette infâme pratique ! On comprend alors cette malédiction prononcée par Ovide :

> Qui primus pueris genitalia membra recidit,
> Vulnera, quæ fecit, debuit ipse pati (1) !

« Celui qui le premier retrancha aux enfants les organes génitaux, méritait lui-même de subir cette opération ! » Malheureusement la peine du talion ne

(1) Ovide, *Les Amours*, liv. II, él. III, v. 3.

lui était pas applicable, car ce fut Sémiramis, au dire
de Claudien et d'Ammien Marcellin :

*Semiramis quæ teneros mares castravit omnium
prima..... (1).*

« Ce fut Sémiramis qui la première établit l'usage
de castrer les jeunes enfants. Les historiens rapportent que c'est l'expédient dont elle se servit lorsqu'elle
voulut monter sur le trône après la mort de Ninus,
son mari, afin que ceux qui devaient l'approcher
n'eussent dans leur voix et leur extérieur rien qui pût
déceler cette usurpation. » Ce passage n'est pas clair,
et en outre il y a là une idée assez singulière, qui est
de prêter à Sémiramis une connaissance anticipée des
effets de la castration. La même idée est exprimée
par Claudien, mais avec la même obscurité :

> Prima Semiramis astu
> Assyriis mentita virum, ne vocis acutæ
> Mollities, lævesque genæ se prodere possent
> Hos sibi conjunxit similes (2).

Mais si Sémiramis ne put être punie comme le
souhaitait Ovide, elle le fut plus sévèrement ; car elle
fut assassinée précisément par un de ses eunuques
qu'arma contre elle son fils Ninias.

D'après Cicéron, la castration aurait une origine
beaucoup plus ancienne :

(1) Ammien Marcellin, liv. XIV.
(2) Claudien, *contre Eutrope*, I, v. 339.

*Vetus hæc opinio Græciam opplevit, exsectum Cœ-
lum a filio Saturno.....* (1)

« La Grèce a été longtemps imbue de cette vieille
croyance que Célus (*ou* le Ciel) a été châtré par son
fils Saturne. »

Avant d'aller plus loin, il est bon, je crois, d'indiquer les diverses opérations qui étaient pratiquées
pour faire des eunuques, et ceux-ci étaient alors désignés par des noms différents : les *castrati* étaient ceux
auxquels tous les organes extérieurs de la génération
avaient été enlevés; les *spadones* (de σπάω, *extraho*)
étaient privés des testicules; enfin les *thlibiæ* (de θλίβω,
premo) conservaient les organes virils, mais les testicules étaient écrasés, et rendus impropres à remplir
les fonctions auxquelles ils sont destinés. (On désigne
quelquefois ces derniers sous le nom de *thlasiæ*, de
θλάω, *frango*). — Les premiers étaient beaucoup plus
recherchés, et coûtaient fort cher; encore aujour-
d'hui, en Orient, où cet ignoble usage a persisté,
leur prix est sextuple de celui des eunuques ordinaires.

L'opération pratiquée pour obtenir les *thlibiæ* rappelle celle qui est usitée en médecine vétérinaire et
connue sous le nom de *bistournage*. Hippocrate décrit
la manœuvre que l'on faisait pour obtenir ce troisième

____

(1) Cicéron, *De natura deorum*, liv. II, xxiv.

genre d'eunuques : « L'enfant étant placé dans un bain, on lui froisse peu à peu les testicules entre les doigts, assez de temps pour en meurtrir la substance et en détruire enfin l'organisation ; ou bien l'on contourne le cordon des vaisseaux spermatiques au point d'intercepter le cours des liquides destinés à la nutrition des parties, et le testicule ne tarde pas à dégénérer en squirrhe ou sarcocèle (1). » On se servait aussi pour arriver au même résultat d'un procédé moins barbare : on couvrait le scrotum du suc épaissi de ciguë, qui à la longue produisait le même effet (2).

II.

Un grand nombre d'eunuques venaient de la Perse :

> Persarum ritu, male pubescentibus annis
> Subripuere viros, exsectaque viscera ferro
> In venerem fregere. . . . .
> Quærit se natura nec invenit. . . . . (3).

« Suivant la coutume des Perses, ils enlevèrent aux jeunes gens les attributs de la virilité, et les rendirent

---

(1) Hippocrate, *De genitura.*

(2) Marcellus Empiricus, *De medicamentis empiricis.*

(3) Pétrone, *Satyricon*, 119. — Voir également Claudien, *in Eutropium*, lib. I, v. 342 et v. 47.

impropres aux travaux de Vénus. Alors la nature se cherche, et ne se trouve pas. »

On pratiquait également cette opération dans l'île de Délos, où existait une sorte d'entrepôt d'eunuques :

Molles, veteres, Deliaci manu recisi (1).

Hérodote parle aussi du trafic des esclaves qui se faisait dans l'île de Chios : « Hermotime ayant été fait prisonnier par des ennemis fut vendu à Panionius de l'île de Chios. Cet homme vivait d'un trafic infâme : il achetait des jeunes garçons bien faits, les faisait eunuques et les menait à Éphèse où il les vendait très cher... Panionius, qui vivait de ce trafic, fit eunuques un grand nombre de jeunes garçons et entre autres Hermotime ! » Ce fut cet Hermotime qui acquit ensuite une si grande faveur auprès de Xerxès : il profita de sa position pour se venger cruellement de Panionius : il le fit venir auprès de lui, avec ses quatre enfants, le força à faire sur ceux-ci la même opération, et fit châtrer ensuite Panionius lui-même par ses propres enfants (2).

Le même auteur raconte le fait suivant : Périandre, tyran de Corinthe, avait envoyé à Sardes trois cents enfants des meilleures maisons de Corcyre pour en faire des eunuques ; mais ceux qui les conduisaient

(1) Pétrone, Satyricon, 23.
(2) Hérodote, liv. VIII, cv et cvi.

furent obligés d'aborder à Samos, et les Samiens les
sauvèrent en les faisant pénétrer dans un temple,
asile inviolable où ils échappèrent au triste sort qui
les menaçait (1).

Enfin nous trouvons encore un autre passage d'Hérodote qui indique jusqu'à quel point était poussé
l'usage de faire des eunuques : « De Babylone et du
reste de l'Assyrie, la Perse recevait mille talents d'argent et cinq cents jeunes eunuques (2). »

Claudien parle également du commerce des eunuques en Assyrie ; il dit qu'Eutrope, après avoir été
opéré, fut vendu dans un des marchés de ce pays :

Inde per Assyriæ trahitur commercia ripæ (3).

Pour compléter ce qui est relatif à ce sujet, ajoutons que les Troglodytes faisaient châtrer les enfants
qui étaient difformes (4) ; — que chez les Juifs il était
défendu de châtrer les hommes et même les animaux (5).

(1) Hérodote, liv. III, XLVIII.
(2) *Ibid.*, liv. III, XCII.
(3) Claudien, *in Eutropium*, liv. I, v. 58.
(4) Diodore de Sicile, liv. III.
(5) Flavius Josèphe, *Antiquités judaïques*, IV, VIII, 40.

III.

La castration était pratiquée par des barbiers, *tonsores*, ou même par ceux qui faisaient particulièrement le commerce des eunuques, les *mangones*. Martial glisse dans une de ses épigrammes une insinuation qui pourrait faire croire que quelquefois les médecins châtraient des sujets chez lesquels cette opération n'était pas nécessaire :

> Curandum penem commisit Baccara Græcus.
> Rivali medico; Baccara Gallus erit (1).

« Le grec Baccara a confié son organe aux soins d'un médecin qui aime la même femme que lui : Baccara sera châtré. » (Il y a là un jeu de mots : « Baccara le grec deviendra gaulois », *Gallus*, ou bien : « sera châtré comme un prêtre de Cybèle », *Gallus*.)

C'était à un âge fort peu avancé que la castration était faite, comme le disent Martial et Claudien, en employant les mêmes expressions : *ab ubere raptus puer* (2).

> . . . . Rapitur castrandus ab ipso
> Ubere; suscipiunt matris post viscera pænæ (3).

(1) Martial, liv. XI, ép. 73.
(2) Martial, liv. IX, ép. 9.
(3) Claudien, *In Eutropium*, lib. I, v. 45.

« On l'enlève au sein maternel pour le châtrer ;
un supplice cruel l'attend au moment de sa naissance. »

Nous verrons plus loin que, par un raffinement
ignoble, le sujet destiné à être eunuque était quelquefois choisi parmi des jeunes gens arrivés à la puberté.

IV.

Les eunuques étaient fort recherchés par les
Romains, mais surtout par les Romaines, *ad securas
libidinationes*, dit saint Jérôme ; Martial indique cette
raison très clairement :

> Cur tantum eunuchos habeat tua Gellia quæris,
>   Pannice. — Vult futui Gellia, non parere (1).

« Tu demandes, Pannicus, pourquoi Gellia ta femme
aime tant les eunuques ? — C'est qu'elle veut se livrer
aux plaisirs de l'amour sans avoir d'enfants. »

Dans une autre épigramme, Martial fait encore
allusion à cette *qualité* des eunuques.

> Omnes eunuchos habet Almo, nec arrigit ipse,
>   Et queritur pariat quod sua Polla nihil (2).

« Almo n'a que des eunuques chez lui ; il est lui-

(1) Martial, liv. VI, ép. 67, *ad Pannicum, de Gellia uxore.*
(2) Martial, liv. X, ép. 91.

même impuissant, et il s'étonne que sa femme ne devienne pas grosse ! »

Juvénal aussi exprime une pensée analogue avec plus d'énergie :

> Sunt quas eunuchi imbelles ac mollia semper
> Oscula delectant, et desperatio barbæ,
> Et quod abortivo non est opus. . . . . (1).

> D'autres aiment l'eunuque et ses molles délices,
> Ses baisers féminins, sans barbe et toujours lisses,
> Qui donnent le plaisir sans la fécondité (2).

Mais tout en évitant les inconvénients qui nécessitaient pour elles l'emploi des abortifs, les dames romaines tenaient à ne perdre aucun avantage, et Juvénal nous indique pourquoi la castration n'était pratiquée dans certains cas que quand les sujets avaient déjà atteint un certain âge, — (*ut mentulatiores essent*) :

> Illa voluptas
> Summa tamen, quod jam calida matura juventa
> Inguina traduntur medicis, jam pectine nigro.
> Ergo expectatos, ac jussos crescere primum
> Testiculos postquam cœperunt esse bilibres
> Tonsoris damno tantum rapit Heliodorus.
> Conspicuus longe cunctisque notabilis intrat
> Balnea (3).

(1) Juvénal, sat. VI, v. 366.

(2) Jules Lacroix, *Satires* de Perse et de Juvénal, traduites en vers français, 1 vol. gr. in-8. Firmin Didot, 1846.

(3) Juvénal, sat. VI, v. 368.

« Mais afin que la volupté n'y perde rien, elles ne les livrent au fer qu'après que leurs organes, ombragés d'un poil déjà noir, se sont bien développés ; alors Héliodorus les opère, au seul préjudice du barbier ; celui que l'on fit ainsi façonner est sûr, dès qu'il entre dans les bains, de s'attirer tous les regards. »

Juvénal indique que l'on choisissait les jeunes gens beaux et bien conformés :

> Nullus ephebum
> Deformem sæva castravit, in arce tyrannus,
> Nec prætextatum rapuit Nero loripedem, nec
> Strumosum atque utero pariter gibboque tumentem (1).

« Ce ne fut jamais l'enfant difforme que le fer cruel d'un tyran priva des sources de la vie : jamais Néron, parmi les jeunes patriciens, n'enleva ni le boiteux, ni le scrofuleux, ni le bossu. »

Les eunuques ne servaient pas seulement pour les femmes, et l'on pouvait dire d'eux avec raison : *inter fœminas viri et inter viros fœminæ.*

Il est quelques eunuques qui ont acquis une certaine célébrité et dont le nom est parvenu jusqu'à nous avec celui de leurs maîtres : Hermotime et Xerxès, Bagoas et Alexandre, Photin et Ptolomée, Ménophile et Mithridate, Narsès et Justinien, Eutrope et Arcadius, etc.

(1) Juvénal, sat. X, v. 306.

Les eunuques étaient écartés des sacrifices comme des présages de mauvais augure, et surtout ils ne pouvaient être prêtres. « On doit écarter des sacrifices comme étant de mauvais augure les prêtres dont le corps n'est pas intact (*non integri corporis*). On tient compte de cette considération pour les victimes, à plus forte raison doit-on le faire pour les sacrificateurs (1). »

Il faut cependant en excepter les prêtres de Cybèle, les *Galli* qui se châtraient eux-mêmes avec des tessons et non avec le fer :

> Mollia qui rupta secuit genitalia testa (2).

Lucien parle cependant de l'emploi des instruments tranchants, en décrivant les cérémonies de l'initiation à ce honteux sacerdoce : « Alors le jeune homme qui doit être initié quitte ses vêtements, et, poussant de grands cris, vient au milieu de la troupe, où il tire une épée et se fait eunuque lui-même. »

Quelques femmes ne craignirent pas de se marier avec des eunuques ; Juvénal ne manque pas d'attaquer un tel scandale :

> Quum tener uxorem ducat spado. . . . .
> Difficile est satiram non scribere. . . . (3).

(1) Sénèque, *Controverses*, II, 4.
(2) Juvénal, sat. VI, v. 514.
(3) Juvénal, sat. I, v. 22 et 30.

« Quand un eunuque efféminé ose se marier... il est bien difficile de se refuser à la satire. »

Martial parle aussi d'une femme qui était mariée avec un eunuque :

> Cum sene communem vexat spado Dindymus Eglen
> Et jacet in medio sicca puella toro.
> Viribus hic operi non est, hic utilis annis :
> Ergo sine effectu prurit uterque labor.
> Supplex illa rogat pro se miserisque duobus
> Hunc juvenem facias, hunc, Cytherea, virum (1).

« L'eunuque Dindymus tourmente son Églé qu'il partage avec un vieillard, mais elle reste à sec entre eux deux : l'un est privé de ses forces, l'autre est trop vieux. Elle te demande pour elle et pour eux, ô Vénus, de rendre à l'un la jeunesse, à l'autre la virilité. »

L'eunuque Eutrope était également marié comme nous l'apprend ce vers de Claudien :

> Et more pudicæ
> Conjugis eunuchi celebrabat vota mariti (2).

(1) Martial, liv. XI, ép. 82.
(2) Claudien, *in Eutropium*, liv. I, v. 89.

V.

L'usage des eunuques se propagea tellement à Rome que Domitien dut défendre la castration : *Castrari mares vetuit. Spadonum qui residui apud mangones erant, prætia moderatus est* (1). « Il défendit que l'on châtrât les hommes, et réduisit le prix des eunuques qui étaient encore chez les marchands. »

Martial parle également à plusieurs reprises de cette prohibition qui fut faite par Domitien :

> Non spado jam, nec mœchus erit, te præside quisquam (2).

> Non puer avari sectus arte mangonis
> Virilitatis damna mœret ereptæ (3).

« L'enfant n'est plus châtré par un trafiquant avide, et n'a plus à regretter la perte de sa virilité. »

Cet édit de Domitien fut encore confirmé par une loi de l'empereur Nerva, son successeur (Xiphilin).

Malheureusement ces lois cessèrent rapidement d'être observées, et l'on vit de nouveau les eunuques se multiplier à Rome, surtout sous Héliogabale qui leur accorda des récompenses et leur donna des

(1) Suétone, *Vie de Domitien*, VII ; Ammien Marcellin (liv. XVIII) félicite également Domitien d'avoir pris cette mesure.

(2) Martial, liv. VI, ép. 2.

(3) Martial, liv. IX, ép. 7.

charges importantes. Alexandre Sévère les ramena au rang des esclaves : « Il chassa d'auprès de lui les eunuques et voulut qu'il servissent sa femme à titre d'esclaves. Tandis qu'Héliogabale avait été esclave des eunuques, Alexandre les réduisit à un certain nombre et borna leur service dans le palais aux bains des femmes. Il leur ôta non-seulement les charges de receveur et d'intendant qu'Héliogabale leur avait données, mais aussi celles qu'ils exerçaient auparavant. Il disait que les eunuques étaient un troisième genre de l'humanité, qu'ils ne méritaient pas d'être employés ni même regardés par des hommes, et qu'ils étaient à peine dignes de servir des femmes de distinction (1). »

Plus tard encore le nombre des eunuques était devenu tellement considérable qu'Aurélien dut fixer, d'après les revenus déclarés au sénat, le nombre des eunuques que pouvait posséder un citoyen romain : leur prix était alors très élevé (2).

VI.

La castration fut aussi dans quelques cas pratiquée comme punition d'un adultère : ce fut le triste sort que subirent Carbo Attienus qui fut surpris en fla-

(1) Lampridius, *Vie d'Alexandre Sévère*, XXII.
(2) Fl. Vopiscus, *Vie d'Aurélien*, XLVIII.

grant délit par Bibienus, et Marcus Pontius que surprit également P. Cervius (1).

Martial fait en deux endroits des allusions à cette
peine de l'adultère :

> Uxorem armati futuis, puer Hyle, tribuni,
>   Supplicium tantum dum puerile times ;
> Væ tibi dum ludis : castrabere. — Jam mihi dices :
>   Non licet hoc. — Quid tu quod facis, Hyle, licet (2) ?

« Tu te débauches avec la femme d'un tribun mi-
litaire, jeune Hylus, parce que tu ne crains du mari
que la punition qu'on inflige aux petits jeunes gens
de ton âge ; mais prends garde à toi, tu seras châtré.
— Cela n'est plus permis, dis-tu, — mais ce que tu
fais est-il donc permis? »

> Quis tibi persuasit nares abscindere mœcho ?
>   Non hac peccatum est parte, marite, tibi.
> Stulte, quid egisti ? Nihil hic tua perdidit uxor (3).

« Qui donc t'a conseillé de couper le nez à l'amant
de ta femme? Ce n'est pas cet organe qui t'a causé
du tort. Pauvre sot!... »

Horace parle aussi d'un adultère qui fut puni par
une castration très complète :

> Accidit ut cuidam testes, caudamque salacem
> Demeteret ferrum (4).

(1) Valère Maxime, *De dictis factisque memorabilibus*, lib. VI, 4.
(2) Martial, liv. II, ép. 60.
(3) Martial, liv. III, ép. 85.
(4) Horace, *Satires*, liv. I, sat. II.

VII.

Nous ne trouvons qu'une indication de l'usage de la castration chez les femmes, mais sans détails sur ce sujet. Un historien grec, Xanthus, dit que cette opération fut pratiquée d'abord en Lydie. Le texte de cet historien était perdu, mais on le connaît par deux citations sur ce sujet empruntées à d'autres auteurs ; les voici :

« Xanthus dit qu'Adramites, roi de Lydie, fit le premier châtrer des femmes, et qu'il s'en servit en place d'eunuques » (cité par Athénée, *Deipnosophistes*, liv. XII, ch. ii).

« Xanthus raconte que Gygès, roi de Lydie, fit le premier châtrer des femmes pour s'en servir en leur conservant plus longtemps la jeunesse et la beauté, *ut iis semper ætate et forma florentibus uteretur* » (cité par Suidas et Hesychius) (1).

Je me rappelle avoir lu dans un historien ancien, dont le nom m'échappe, l'histoire d'un châtreur d'animaux qui aurait coupé et enlevé la matrice à sa fille qui exerçait le métier de fille publique ; — mais les témoignages relatifs à la castration des femmes sont très rares et peu clairs. Il est probable qu'il ne s'agis-

______

(1) Voy. les *Fragmenta historicum græcorum*, édit. de F. Didot, 1841, t. I, p. 39.

sait que de la résection du clitoris trop développé, ou
des petites lèvres hypertrophiées ; cette dernière opération notamment était pratiquée autrefois et l'est
encore fréquemment dans certains pays.

VIII.

MARTIAL.

Martial (*M. Valerius Martialis*) naquit à Bilbilis,
en Espagne, 40 ans après J.-C.; à l'âge de vingt-
trois ans, il se rendit à Rome, où il ne tarda pas à
se faire une grande réputation par ses poésies lé-
gères ; il était très pauvre et avait beaucoup de peine
à vivre. L'empereur Domitien le nomma tribun et
lui donna une petite maison sur le mont Quirinal et
un petit domaine sur le territoire de Nomente ; il lui
avait en outre accordé les avantages que la loi Papia
Poppæa concède aux citoyens pères de trois enfants,
quoique Martial ne fût pas dans les conditions requises.

Il eut pour amis presque tous les écrivains de son
temps, entre autres Quintilien, Juvénal, Valerius
Flaccus, Silius Italicus et Pline le Jeune ; il s'était
également attiré les sympathies d'un certain nombre
de personnages importants ; un d'eux, Stertinius,
avait placé dans sa bibliothèque la statue de Martial ;

celui-ci le remercia, dans une de ses épigrammes, de lui avoir accordé cet honneur, qui était réservé seulement aux hommes les plus illustres (liv. IX, ep. 1).

Martial passa trente-cinq ans à Rome, sous les empereurs Néron, Galba, Othon, Vitellius. Vespasien, Titus, Domitien, Nerva et Trajan ; puis il retourna à Bilbilis, où il acheva ses jours ; il mourut âgé de plus de soixante ans.

Il a laissé, outre un livre intitulé *De spectaculis*, quatorze livres comprenant quinze cent trente-trois épigrammes, sur lesquelles il a porté le jugement suivant, qui a été ratifié par la postérité :

> Sunt bona, sunt quædam mediocria, sunt mala plura.

Le style de ces épigrammes est souvent négligé ; mais elles sont écrites avec une grande facilité, et surtout avec un esprit qui justifie le succès qu'elles ont obtenu ; un grand nombre d'entre elles sont assez obscènes et ne peuvent être traduites en français, ou ne peuvent l'être que par des expressions obscènes et triviales : aussi il n'existe aucune traduction qui puisse donner une idée exacte de l'esprit de l'auteur ; ce sont des paraphrases et des imitations assez malheureuses.

On a même essayé d'en donner une imitation en vers ; on ne peut guère se faire une idée des œuvres de Martial en lisant ce travail, qui par lui-même n'est pas sans mérite ; il a été fait par M. Constant Dubos, le père d'un de nos confrères, qui a donné une traduction en vers de Juvénal, que nous avons eu occasion de citer plusieurs fois. En tête de ce volume, on trouve, sous le nom de *Mémoires de Martial*, une biographie du poëte écrite par M. Jules Janin ; elle est fort intéressante, mais il faut cependant dire que ce célèbre écrivain s'est laissé quelquefois un peu entraîner par la fantaisie.

Les épigrammes de Martial sont intéressantes pour le médecin par les nombreux détails qu'elles renferment sur certaines coutumes de l'ancienne Rome ; malheureusement ce ne sont quelquefois que des allusions dont on ne peut toujours tirer tout le parti désirable.

IX.

JUVÉNAL.

Juvénal (*Dec. Junius Juvenalis*) naquit en 42 à Aquinum. Il était, dit-on, fils d'un affranchi, qui lui laissa une certaine fortune. On ne connaît pas beaucoup de détails sur sa vie ; on sait seulement qu'il n'écrivit pas avant l'âge de quarante ans. Il lut ses premières satires dans des séances où l'on réunis-

sait un certain nombre d'hommes instruits; elles ob-
tinrent un grand succès. Il ne publia cependant ces
œuvres que fort longtemps après. Dans une de ses
satires, il parle d'un histrion de Domitien nommé
Pâris; plus tard, l'empereur Adrien, offensé, dit-on,
de ces allusions qui pouvaient s'appliquer à son fa-
vori Antinoüs, punit Juvénal en lui confiant le commandement d'une cohorte; malheureusement, cette
cohorte devait se trouver aux confins de l'empire
romain, dans la Pentapole, en Égypte, suivant le plus
grand nombre d'auteurs. Juvénal était alors âgé de
quatre-vingts ans; il partit, mais il ne tarda pas à
mourir dans la résidence qui lui avait été assignée.

Juvénal a laissé quinze satires dans lesquelles il
attaque avec une rare énergie tous les vices de son
temps; le style de ces satires, admirablement approprié aux pensées qu'il exprime, est vigoureux,
serré. On trouve dans ses œuvres des détails très précieux sur les mœurs de Rome; il y a de fréquentes
allusions médicales exprimées souvent en termes
techniques.

Je n'insiste pas sur le caractère des œuvres de
Juvénal; ces études ont déjà été faites souvent par
de plus compétents que moi; nous citerons notamment le *Discours sur les satiriques latins* de Du-
saulx, un des meilleurs traducteurs de Juvénal.

Ces satires, comme les comédies de Molière, sem-

blent écrites pour tous les temps, et c'est un de leurs
grands mérites ; c'est en vain qu'on objecte que Juvénal attaque des vices dont il ne reste plus qu'un
souvenir lointain, confus, une corruption dont la société moderne est exempte. Ces réflexions me semblent naïves au temps où nous vivons, et je partage complétement l'opinion d'un de nos confrères,
M. Constant Dubos, qui a donné une traduction en
vers de Juvénal, à laquelle nous avons fait quelques
emprunts : « Juvénal, dit M. Dubos, semble avoir
écrit pour tous les temps : son livre est la satire de la
société actuelle autant que de celle où il a vécu. Car
je ne partage pas l'opinion d'un de ses traducteurs,
qui prétend que la morale s'épure, que l'ordre so-
cial s'améliore et que nos vices les plus effrénés auraient à peine été des vices du temps de Tibère et
de Néron. C'est, à mon avis, parler en homme
étrangement prévenu en faveur de notre âge... Je
crois qu'en dépit des spécieuses théories sur la perfec-
tibilité humaine, nous n'avons rien à envier aux descendants de Rémus en fait d'excès et de dépravation.
Prostitutions, adultères, viols, avortements, inces-
tes, empoisonnements, parricides, concussions... aucun crime ne nous manque. Nous avons nos goinfres,
nos parasites, nos parvenus insolents, — les affran-
chis d'autrefois, — nos violateurs de dépôts, nos tra-
fiquants d'emplois et nos faussaires. Nous avons nos

joueurs furieux, nos hypocrites, nos proxénètes, nos
cinédes, nos tribades et nos délateurs... Que d'entre
nous s'élève un satirique de la vigueur et de la trempe
du poëte d'Aquinum, la matière ne lui faudra pas,
j'en réponds. Je lui promets de quoi défrayer largement son génie, une ample et intacte moisson d'a-
bus, de vices et de forfaits. »

V.

L'Infibulation.

L'infibulation! ce mot, ou plutôt la chose qu'il exprime, a toujours eu le privilége d'attirer l'attention, d'éveiller la curiosité; les détails qui se rattachent à cette pratique ne sont pas très connus, même des médecins, quoiqu'un des historiens de notre science l'ait signalée dans ses ouvrages (Celse); nous devons d'abord établir une distinction importante : cette opération était faite sur des sujets de l'un et de l'autre sexe; nous commencerons par l'étudier chez les hommes.

Celse nous indique en quoi consistait cette opération et comment on la pratiquait chez les jeunes gens : « Il est des gens qui *infibulent* les adolescents (*adolescentulos*), pour conserver leur voix ou leur santé. Voici comment on fait cette opération : on attire la peau qui recouvre le gland, et on marque de chaque côté avec de l'encre le point où on percera la peau, puis on laisse revenir les parties sur elles-mêmes. Si les marques reviennent sur le gland, c'est qu'on a tiré trop de peau, et on doit alors marquer plus bas; quand le gland reste placé en arrière, on a trouvé l'endroit convenable pour la fibule. Alors on traverse la peau à l'endroit marqué avec une aiguille munie d'un fil dont on lie les deux bouts, et qu'on laisse en place jusqu'à ce que de petites cicatrices soient formées autour des trous. Lorsqu'il en est ainsi, on enlève les fils, et on les remplace par la fibule, qui est d'autant meilleure qu'elle est plus légère (1). »

La fibule était appliquée dans l'intérêt de la santé de l'adolescent, *valetudinis causâ*, dit Celse. C'était surtout pour éviter des rapprochements sexuels prématurés : *ad transitum virilitatis custodiuntur argento* (2); « la transition à l'âge viril est protégée par un anneau d'argent. »

A un âge un peu plus avancé, la fibule était enlevée, et l'organe captif recouvrait sa liberté.

> Occurrit aliquis inter ista draucus, et
> Jam pædagogo liberatus, et cujus
> Refibulavit turgidum faber penem (3).

« Il se présente alors un jeune débauché, échappé des mains de son précepteur, et dont le serrurier a

—————

(1) Celse, *Traité de médecine*, liv. VII, xxv, 3.
(2) Pline, liv. XXXIII, 12.
(3) Martial, liv. IX, ép. 27 (ou 28).

délivré le membre viril, prêt à entrer en érection (1). »

Dans le passage déjà cité, Celse indique que l'on infibulait les jeunes gens à cause de leur voix, *vocis causâ;* nous trouvons également la confirmation de ce fait dans Juvénal et dans Martial : les histrions et les chanteurs étaient infibulés par les soins du préteur qui était chargé de la surveillance des théâtres :

> Si gaudet cantu, nullius fibula durat
> Vocem vendentis prætori (2).

« Si ton épouse est musicienne, elle aura pour amants, en dépit de la boucle, tous les chanteurs gagés par le préteur. »

Aussi tous les histrions étaient fort recherchés par

______

(1) On a donné une autre signification au mot *refibulavit;* un commentateur de Martial, Domitius, pense que ce mot veut dire que l'ouvrier a placé une fibule plus grosse, le pénis prenant de l'accroissement ; un autre, Georgius, traduit par *fibulam tollere, solvere,* enlever, retirer la fibule. Nous adoptons ce dernier sens pour trois raisons : 1° parce que l'enlévement de la fibule devait se faire au moment où le jeune homme est *pædagogo liberatus;* 2° parce qu'un anneau destiné à cet usage est toujours assez grand pour remplir le but; 3° parce que pour les obscénités auxquelles ce jeune homme était destiné, il fallait que le pénis fût libre, les derniers vers de l'épigramme l'indiquent :

> Nutu vocatum ducis, et pudet fari
> Catoniana, Chreste, quod facis lingua.

(2) Juvénal, sat. VI, v. 379.

les dames romaines qui supposaient qu'une abstinence prolongée augmentait l'ardeur des infibulés; et ceux-ci, spéculant sur cette considération, se faisaient payer très cher :

> Solvitur his magno comœdi fibula (1).

« Les femmes ne brisent qu'à grands frais la boucle d'un comédien. »

Martial dit que la fibule des chanteurs n'avait d'autre avantage que de les faire estimer davantage au point de vue dont nous parlons :

> Dic mihi simpliciter, comœdis et citharœdis
> Fibula quid præstat? — Carius ut futuant (2).

« Dis-moi donc catégoriquement à quoi sert la fibule des comédiens et des chanteurs? — A faire acheter plus cher leurs faveurs. »

Dans une autre épigramme (liv. V, 41), Martial se sert du mot *fibula*, pour indiquer un signe caractéristique de l'histrion.

Les Romaines faisaient aussi infibuler leurs eunuques pour les empêcher de se fatiguer avec d'autres femmes :

> Ergo ne videaris invidere
> Servo, Cœlia, fibulam remitte (3).

(1) Juvénal, sat. VI, v. 73.
(2) Martial, liv. XIV, ép. 215.
(3) Martial, liv. XI, ép. 76.

« Pour ne pas avoir l'air d'être trop jalouse, Cœlia,
fais retirer la fibule de ton esclave. »

Nous devons également rattacher à l'histoire de la
fibula, celle du *subligar* ou *subligaculum*. C'était une
sorte de tablier en peau qui couvrait les parties génitales; il s'étendait depuis l'ombilic jusqu'aux genoux.

Tous les acteurs en scène devaient porter le *subligar*, comme nous l'apprend Cicéron : « *Scenicorum*
quidem mos tantam habet, veteri disciplinâ, vere-
cundiam, ut in scenam sine subligaculo nemo pro-
deat (1). »

Ce vêtement était également porté au bain pour
cacher les organes génitaux. Martial en parle dans
plusieurs épigrammes (2); nous ne citerons que la
suivante; nous ne pouvons pas la traduire textuellement à cause de la crudité des détails; traduite autrement, elle ne signifierait plus rien :

> Narrat te rumor, Chione, nunquam esse fututam,
>   Atque nihil cunno purius esse tuo.
> Tecta tamen non hac, qua debes, parte lavaris,
>   Si pudor est, transfer subligar in faciem (3).

« Chione fellatrix erat, et buccam irrumatam, non
cunnum intactum, tegere debebat. »

(1) Cicéron, *De officiis*, I.
(2) Martial, liv. XI, ép. 76; — liv. VIII, ép. 34 (ou 35).
(3) Martial, liv. III, ép. 87.

Le mot *fibula* a été employé quelquefois comme synonyme de *subligar*; l'épigramme suivante de Martial l'indique assez clairement :

> Menophili penem tam grandis fibula vestit
> Ut sit comœdis omnibus una satis.
> Hunc ego credideram (nam sæpe lavamur in unum)
> Sollicitum voci parcere, Flacce, suæ.
> Dum ludit media populo spectante palestræ,
> Delapsa est misero fibula : verpus erat (1).

« Ménophile cache ses organes sous un subligar qui seul pourrait suffire à tous les comédiens; je croyais que c'était pour conserver sa voix; mais un beau jour, pendant qu'il s'exerçait à la lutte, devant beaucoup de monde, le subligar vint à se détacher : le malheureux Ménophile est circoncis. »

Ménophile tenait d'autant plus à dissimuler son imperfection physique, que la circoncision était le signe caractéristique des Juifs, et ceux-ci payaient un impôt particulier, que Ménophile voulait éviter.

Lorsqu'on parle de l'infibulation, on admet plus généralement que cette pratique était usitée pour les femmes; cependant il en est beaucoup moins question à propos de celles-ci, et nous ne pouvons citer ici que le témoignage de Strabon, qui dit en parlant des

______

(1) Martial, liv. VII, ep. 82.

Éthiopiens : « Ils arment aussi leurs femmes, dont la plupart ont les lèvres percées pour recevoir un anneau de cuivre (1). »

(1) Strabon, liv. XVII.

VI.

La Cosmétique, les Parfums, etc.

I.

Dans les temps anciens, les médecins étaient aussi appelés à s'occuper des diverses pratiques relatives à l'embellissement du corps, et l'on trouve dans Hippocrate, Celse, Galien, Paul d'Égine, etc., de nombreuses formules de préparations destinées à ces usages.

Il est important tout d'abord d'établir une distinction entre les résultats que l'on cherchait à obtenir ; tout ce qui avait rapport à l'hygiène et à l'embellissement du corps constituait l'*ars ornatrix* ou *cosmétique;* mais en poussant les choses plus loin, on arrivait à l'*ars fucatrix* ou *commotique;* c'était l'art de corriger des imperfections naturelles ou de réparer les outrages du temps.

Chez les Romains, l'usage des parfums était poussé jusqu'à l'abus, surtout au moment où les mœurs commencèrent à se relâcher; aucune fête n'était complète sans ce raffinement qui arriva à acquérir une grande importance. Les Romains, qui ne négligeaient rien de ce qui pouvait augmenter leurs jouissances voluptueuses, avaient parfaitement constaté l'influence des parfums à ce point de vue, ce que les physiologistes ont également noté.

Les parfums étaient généralement fabriqués avec des substances que Rome recevait des contrées les plus riches de son empire : l'Égypte, l'Arabie, l'Inde étaient mises à contribution, et en fournissaient d'énormes quantités ; on employait aussi les plantes que fournit le sol de l'Italie : le lys, l'iris, l'œnanthe, le narcisse, la marjolaine, etc. Les roses de Pœstum avaient depuis acquis une réputation universelle ; elles sont célébrées par tous les poëtes ; elles fleurissaient deux fois par an : *biferi rosaria Pœsti*. Aujourd'hui la ville est en ruines, les jardins ont été envahis par les ronces et les broussailles ; l'air, au lieu d'être parfumé de leurs douces senteurs, est vicié par les effluves que répandent les marais voisins. *Sic rosarum gloria transit!* Les roses de Phaselis et celles de la Campanie avaient également une certaine vogue.

Le jonc odorant (σχοῖνος, *schœnus*) fournissait un des parfums les plus communs et les moins estimés : il ne coûtait guère que 12 à 13 francs la livre ; il était à peu près exclusivement réservé aux courtisanes que l'on désignait quelquefois, à cause de cela, sous le nom de *schœniculæ* (Festus). On sait qu'il était défendu aux courtisanes de porter certains vêtements et certaines étoffes dont l'usage était réservé aux matrones; il en était de même pour les parfums les plus précieux. Nous verrons plus loin qu'il leur était également défendu de porter des cheveux noirs.

Outre les odeurs que l'on tirait des plantes que nous avons nommées, il existait un grand nombre de parfums composés. Les plus estimés étaient le *megalium*, ainsi nommé à cause de sa grande réputation; le *telinum*, de Télos; le *malobathrum*, de Sidon; le *nardum*, surtout celui de Perse; l'*opobalsamum*, etc. Le *cinnamome* coûtait au moins 246 francs la livre. On ne connaît pas la composition de ces différents parfums dont la préparation était tenue secrète par ceux qui en faisaient le commerce; l'Assyrie, l'Égypte fournissaient les matières premières, ainsi que l'Arabie, qui était divisée en cinq régions, dont l'une portait le nom de *pays des Aromates* (1). Chaque parfumeur faisait ensuite les préparations suivant des procédés particuliers. Les noms de quelques-uns de ces parfumeurs sont parvenus jusqu'à nous, grâce à leur découverte : Nicéros avait donné son nom à la nicérotiane (2); il y avait également un parfumeur du nom de Cosmus (3); Folia, la compagne de Cani-

---

(1) Strabon, liv. XVI. — Voy. Hérodote, liv. III, cvii.
(2) Martial, liv. VI, ép. 55 : *Fragras plumbea Nicerotiana.*
(3) Martial, liv. XII, ép. 65.

die sur le mont Esquilin, avait donné son nom au *foliatum*, variété du nard de Perse, qu'elle préparait par un procédé particulier (1).

Ces parfums étaient renfermés dans des flacons d'albâtre nommés *alabastra* (2), ou bien dans des vases d'onyx (3); on les conservait dans l'huile et on les colorait en rouge avec du cinabre ou de l'orseille (Pline).

II.

Nous avons déjà dit que les Romains faisaient un grand usage des parfums; nous avons vu que les bains étaient le plus souvent parfumés; il en est souvent question dans les narrations amoureuses des poëtes élégiaques; les chambres et les lits étaient arrosés de parfums (Martial, X, 38). Au moment des représentations scéniques, le théâtre était également parfumé, le plus souvent avec du safran (Martial, V, 25).

Et cum scena croco Cilici perfusa recens est (4).

On employait aussi d'autres préparations, de la

(1) Martial, liv. XI, ép. 27; — liv. XIV, ép. 110.
(2) Martial, liv. XI, ép. 9. — Pétrone, *Satyricon*, LX.
(3) Properce, liv. II, élég. X, v. 39 : *Syrio munere plenus onyx;* — et liv. III, él. VIII : *Et crocino nares murrheus ungat onyx.*
(4) Lucrèce, *De natura rerum*, liv. II, v. 416.

8

cannelle, du cinnamome, comme le prouvent les vers suivant de Labérius :

> Quicquid croci, casiæque cinnamique udus
> Cæsarie spirat delicatus Arabs
> Hoc totum vobis nunc ad scenam affero.

Le cinnamome, dont il est question ici, n'est pas, comme on l'a pensé, la cannelle (*Laurus cinnamomum*) : la description qu'on trouve dans les auteurs qui ont écrit sur la botanique est différente de celle du cannellier ; en outre, on trouve quelquefois cités ensemble le cinnamome, et la cannelle (*casia*), comme dans les vers qui précèdent. Pline parle également du cinnamome, et raconte une petite fable sur sa provenance : Un oiseau, le *phénix* ou le *cinnamologus*, fait son nid avec des branches de cinnamome, et pour avoir cette précieuse substance, on tue l'animal avec des flèches garnies de plomb, et l'on enlève sa résidence (1). Mais ailleurs le même auteur dit lui-même que c'est un conte destiné à augmenter le prix de ce parfum (2). D'autres, plus poétiques, racontent que l'oiseau, au moment de mourir, rassemble dans son nid des substances parfumées pour en faire son lit de mort :

(1) Pline, *Hist. nat.*, liv. X, ch. 33.
(2) Pline, *Hist. nat.*, liv. XII, ch. 19.

> Tunc conscius aevi
> Defuncti, reducisque parans exordia formæ
> Arentes tepidis de collibus eligit herbas
> Et cumulum texens preciosa fronde Sabæum
> Componit bustumque sibi partumque futurum (1).

« Alors, convaincu que sa carrière est achevée, et se préparant à renaître dans un nouveau corps, il recueille sur des collines des herbes desséchées par la chaleur, et couvrant cet amas des feuilles parfumées de l'arbre de Saba, il apprête une couche qui doit lui servir de tombe et de berceau. »

Martial parle également de ces parfums retirés du nid de l'oiseau orgueilleux, *nido alitis superbæ* (2).

Revenons à l'usage des parfums, ou plutôt à l'abus, car les Romains en ajoutaient même aux vins les plus estimés. Le poëte C. Gallus, entraîné à la guerre contre les Parthes, maudit les combats, auxquels il préfère de plus doux exercices; il aimerait mieux suivre Vénus et abandonner Mars :

> Tunc me vina juvent nardo confusa rosisque,
>   Sertaque et unguentis sordida facta coma (3).

« Que des vins généreux mêlés de nard et de roses

(1) Claudien, *Idylle*, 1, v. 48.
(2) Martial, liv. VI, ép. 55.
(3) C. Gallus, élégie commençant par ces mots : *Non fuit Arsacidum.*

viennent enflammer mon ardeur ! que ma chevelure couronnée de fleurs soit arrosée de parfums. »

On ajoutait également du pyrèthre au vin :

Tritaque in annoso flava pyrethra mero (1).

Pétrone parle également de cet usage, et nous apprend, en outre, que l'on ajoutait des parfums à l'huile des lampes. Dans la narration du festin de Trimalchion, nous trouvons les détails suivants : « De jeunes esclaves à longues chevelures apportèrent des parfums dans un bassin d'argent, et en frottèrent les pieds des convives, après leur avoir entrelacé de guirlandes de fleurs les jambes et les talons. Puis ils versèrent de ces mêmes parfums dans le vase où se puisait le vin et dans les lampes (2). »

On brûlait des parfums sur le bûcher où l'on incinérait les morts :

Unguenta et casias et olentem funera myrrham
Thuraque de medio semicremata rogo,
Et quæ de Stygio rapuisti cinnama lecto ;
Improbe, de turpi redde, Zoïle, sinu (3).

« Zoïle, vil coquin, rends bien vite ces parfums,

(1) Ovide, *Art d'aimer*, liv. II.
(2) Pétrone, *Satyricon*, LXX.
(3) Martial, liv. XI, ép. 55.

cette cannelle, cette myrrhe qui exhale encore une
odeur de funérailles, cet encens dérobé à la flamme
du bûcher, et ce cinnamome que tu as dérobé sur le
lit de mort. »

III.

Nous trouvons dans la *Commotique*, ou *Ars fucatrix*, des considérations plus intéressantes ; c'était
encore un des nombreux métiers que les *sagæ* exerçaient dans l'ombre. Ce commerce comprenait un
certain nombre de spécialités ; aujourd'hui toutes ces
pratiques sont encore employées souvent ; les femmes qui y ont recours les désignent collectivement
sous un nom à peu près aussi repoussant que la
chose : le *maquillage*.

Les préparations *philocomes* étaient extrêmement
nombreuses : Pline en cite un très grand nombre.
Ainsi, pour noircir les cheveux, on pouvait employer
l'arroche sauvage, les lentilles, le millepertuis, le vin
de myrte, les feuilles de cyprès, la capillaire, la
sauge des bois, etc. Le poireau était une plante bien
précieuse par la multiplicité de ses propriétés : il
était aphrodisiaque, il embellissait la voix et facilitait le sommeil ; en outre, sa pelure bouillie servait
à teindre les cheveux en noir. — On pouvait même

empêcher ceux-ci de blanchir avec un liniment composé d'huile et de cendre de ver de terre.

L'axonge et les baies de myrte prévenaient la calvitie ; — on pouvait, du reste, faire repousser les cheveux avec la graisse d'ours, qui avait été remise en honneur il y a quelques années : *Multa renascuntur quæ jam cecidere....* — On employait dans le même but la cendre de la peau du côté gauche du front de l'hippopotame ; la cendre des parties génitales d'un âne broyée avec de l'huile et du plomb rendait la chevelure plus épaisse et l'empêchait de blanchir.

On rendait les cheveux blonds avec de la lie de vinaigre et l'huile de lentisque, ou bien avec du jus de coing mélangé à celui du troëne.

On pouvait même blanchir les cheveux noirs avec la *lysimachia* ou corneille ; mais il est probable que cette préparation était peu employée.

On les rendait crépus avec le spondylion ; — on les faisait boucler avec le sang d'un jeune hibou (1).

Toutes les indications pouvaient, comme on peut en juger, être remplies, et chacun pouvait y trouver ce dont il avait besoin (2).

Nous recueillons aussi dans nos poëtes un grand

____

(1) Pline, *Hist. nat.*, passim.

(2) Nous parlerons plus loin de l'*épilation*, pratique très usitée chez les Romains, et dont il est souvent question dans les poëtes.

nombre d'indications relatives à toutes ces pratiques.

> . . . . . . Coma tum mutatur, ut annos
> Dissimulet, viridi cortice tincta nucis (1).

« Alors on dissimule son âge en teignant ses cheveux avec l'écorce verte de la noix. »

> Femina canitiem Germanis inficit herbis
> Et melior vero quæritur arte color (2).

« La femme teint ses cheveux blancs avec le suc des herbes de Germanie, et l'art leur donne une couleur plus belle que la couleur naturelle. »

Les prostituées de Rome étaient obligées par l'édile à teindre leurs cheveux en jaune — ou en bleu ! (Elles se servaient le plus souvent de safran.)

Properce reproche à Cynthie, sa maîtresse, d'abuser des fards :

> An si cærulea quædam sua tempore fuco
> Tinxerit, idcirco cærula forma bona est (3).

« De ce que certaine femme se teigne ses cheveux en bleu, s'ensuit-il que ce soit une couleur à adopter ? »

Quelquefois elles se servaient de perruques jaunes grossières. Messaline elle-même cachait ses cheveux

(1) Tibulle, liv. I, él. VIII (IX dans certaines éditions), v. 43.
(2) Ovide, *Art d'aimer*, liv. III, v. 163.
(3) Properce, liv. II, él. XVII, v. 31.

sous une perruque blonde lorsqu'elle se rendait aux bouges du quartier de Suburre :

. . . . . Nigrum flavo crinem ascendente galero (1).

L'usage des perruques et des faux cheveux était assez répandu à Rome :

Jurat capillos esse, quod emit, suos
Fabulla ; numquid, Paule, pejerat? Nego (2).

« Fabulla jure que les cheveux qu'elle a achetés sont les siens. Fait-elle un parjure? Nullement. »

Une jeune fille qui avait les cheveux châtains les avait fait tomber en voulant les teindre en noir. Ovide lui adresse quelques consolations :

Nunc tibi captivos mittet Germania crines
Culta triumphatæ munere gentis eris (3).

« Maintenant, la Germanie t'enverra des cheveux d'esclaves; une nation soumise se chargera de ta parure. »

Mais voici qui est plus concluant :

Dictus eram cuidam subito venisse puellæ :
Turbida perversas induit illa comas (4).

« Un jour on annonce à une belle mon arrivée

(1) Juvénal, sat. VI, v. 120.
(2) Martial, liv. VI, ép. 12.
(3) Ovide, *Les Amours*, liv. I, él. XIV.
(4) Ovide, *Art d'aimer*, liv. III, v. 245.

subite : elle se trouble et met à l'envers sa chevelure postiche. »

Martial parle souvent des cheveux postiches et des cheveux teints, et adresse des épigrammes à ceux qui corrigeaient ainsi la nature.

> Mentiris juvenem tinctis, Lentine, capillis,
>   Tam subito corvus, qui modo cycnus erat (1).

Les femmes savaient aussi noircir leurs sourcils : les œufs de fourmis avec des mouches noircissent les sourcils (Pline). Juvénal nous indique un procédé beaucoup plus pratique :

> Ille supercilium madida fuligine tactum
> Obliqua producit acu, pingitque trementes
> Attollens oculos (2).

« Celui-ci allonge ses sourcils et teint ses cils avec une aiguille noircie à la fumée. » — Ce moyen est encore employé fréquemment de nos jours.

Pétrone parle également de ces artifices : « Une suivante de Tryphène emmena Giton sous l'entrepont du vaisseau pour ajuster à sa tête une chevelure postiche de sa maîtresse ; en outre, elle tira de la boîte à toilette une paire de sourcils, qui, artistement

---

(1) Martial, liv. III, ép. 43. — Voy. encore dans Martial, liv. VI, ép. 57 ; — liv. XII, ép. 45 ; — liv. V, ép. 68 ; — liv. X, ép. 83 ; — liv. XIV, ép. 25, 26 et 27.

(2) Juvénal, sat. II, v. 93.

appliqués sur la ligne primitive, rendirent à l'enfant toute sa beauté (1). »

La coiffure d'une dame romaine était une opération importante et compliquée, à laquelle, outre la femme de chambre (*fusca*), prenaient part trois esclaves. Les *ciniflones* étaient chargés de peigner et de boucler les cheveux, les *psecades* de les parfumer, et enfin l'*ornatrix* les disposait artistement et donnait la dernière main à l'ensemble de la toilette.

IV.

Les préparations destinées à conserver la fraîcheur du teint et la souplesse de la peau étaient assez variées. Nous avons déjà parlé de l'*helenium*; on sait que le lait d'ânesse jouissait d'une grande réputation : l'impératrice Poppée avait toujours près d'elle un grand nombre de ces animaux en état de fournir du lait pour ses bains (Suétone); l'écume des boissons faites avec la cervoise et les céréales était employée dans le même but (Pline). On retirait de la toison des brebis un suc huileux dont on dissimulait l'odeur avec des parfums, et qui servait à donner plus d'éclat au teint : on le nommait *œsype d'Athènes* (Hésychius, Ovide, Pline). « Les escargots communs,

(1) Pétrone, *Satyricon*, CX.

petits, séchés au soleil sur les tuiles, puis pulvérisés et mêlés à la bouillie de fèves, forment un cosmétique excellent qui blanchit et adoucit la peau » (Pline).

Le savon le plus renommé venait des Gaules; il en existait de deux sortes, du mou et du liquide; il était fait avec la graisse de chèvre et la cendre de hêtre (Pline).

Il existait encore d'autres préparations destinées à des usages spéciaux : le lomentum, ou farine de fèves, servait à effacer les vergetures que détermine la grossesse sur les parois abdominales :

> Lomento rugas uteri quod condere tentas
> Polla; tibi ventrem, non mihi labra linis.

« En essayant de cacher avec de la farine de fèves les rides de ta peau, Polla, tu t'enduis le ventre, et ne m'enduis pas les lèvres (1). »

Quelques femmes employaient même cette farine lorsqu'elles devaient aller au bain :

> Gratum munus erit, scisso nec inutile ventri
> Si clara Stephani balnea luce petes (2).

La graisse d'oie avec de l'huile rosat et une araignée maintient après l'accouchement le sein dans son état naturel (Pline).

(1) Locution figurée pour dire : Tu ne m'en fais pas accroire. — Martial, liv. III, ép. 42.

(2) Martial, liv. XIV, ép. 60, Lomentum.

Quant aux fards, il en est question également à chaque instant dans les poëtes latins ; la céruse et la craie étaient employées pour blanchir la peau ; pour la colorer en rouge on se servait du carmin, d'une substance tirée des excréments du crocodile et, au dire de Pline, de la bouse de taureau :

> Indomitam properat rabiem sedare ; neque illi
> Jam manet humida creta, colorque
> Stercore fucatus crocodili (1).

« Elle s'agite, et la craie qui recouvre son visage tombe avec le fard fourni par les excréments du crocodile. »

Ovide paraît être assez au courant de toutes les pratiques adoptées pour corriger la nature, et il indique les divers artifices dont se servaient les dames et surtout les courtisanes pour tâcher de réparer les outrages du temps, *munditiis annorum damna rependunt*.

« Vous empruntez à la céruse sa blancheur trompeuse ; d'autres artifices remplacent la couleur du sang. Vous savez encore allonger ou épaissir vos sourcils et effacer sous un cosmétique vos joues véritables. Vous n'avez pas honte d'animer l'éclat de vos yeux avec des poudres fines ou avec le safran qui croît sur les rives du limpide Cydnus (2). »

(1) Horace, *Epodes*, XII, in Anum libidinosam.
(2) Ovide, *Art d'aimer*, III, v. 199.

Martial adresse des paroles peu galantes à une femme qui l'a repoussé autrefois et qui le sollicite en vain quelques années après : « Tandis que tu es chez toi, tes cheveux sont absents et se font friser dans une boutique du quartier de Suburre ; la nuit, tu quittes tes dents aussi facilement que ta robe de soie ; ton visage, éparpillé dans cent pots à pommades, ne dort pas avec toi (1). »

Martial parle très souvent de femmes qui abusent de la craie et de la céruse :

> Sic, quæ nigrior est cadente moro
> Cerussata sibi placet Lycoris (2).

« Lycoris, qui est plus noire qu'une mûre qui tombe de l'arbre, se trouve belle quand elle s'est blanchie avec la céruse. »

Pétrone emploie une comparaison assez imagée pour exprimer une idée analogue : « Sur son front baigné par la sueur coulaient des ruisseaux de fard, et dans les rides de ses joues il y avait une telle quantité de craie qu'on eût dit un vieux mur décrépi sillonné par la pluie (3). »

(1) Martial, liv. IX, ép. 38, in Gallam.

(2) Martial, liv. I, ép. 73. — Voy. également dans Martial, liv. II, ép. 44 : *Cretata Fabulla,... cerussata Sabella ;* — liv. VIII, ép. 33 : *Crassior in facie vetulæ stat creta Fabullæ ;* — liv. X, ép. 22, etc.

(3) Pétrone, *Satyricon*, XXIII.

Nous venons de parler des préparations destinées à corriger la pâleur ; mais ceux dont les couleurs étaient trop vives pouvaient les atténuer en buvant du cumin. Horace, en parlant du *servile pecus imitatorum*, nous fait connaître cette propriété :

Pallerem casu, biberent exsangue cuminum (1).

« Si je venais à pâlir, ils s'empresseraient de boire du cumin (pour devenir plus pâles). »

Les amoureux avaient aussi des préparations destinées à dissimuler certaines traces accusatrices dont il est assez souvent question dans les poëtes :

Tunc succos, herbasque dedi queis livor abiret
Quem facit impresso mutua dente Venus (2).

« Je lui ai donné des sucs et des herbes pour effacer la trace de ces morsures que se font les amants dans les transports de la volupté. » Tibulle, qui avait si bien instruit sa maîtresse à tromper son mari, eut lieu ensuite de le regretter, lorsqu'il fut trompé à son tour par les mêmes moyens :

Seque sua miserum nunc ait arte premi (3).

« Tibulle avoue maintenant qu'il est victime de ses propres artifices. »

(1) Horace, *Épîtres*, liv. I, ép. XIX, v. 18.
(2) Tibulle, liv. I, él. 6 (ou 7), v. 13.
(3) Ovide, *Les Tristes*, liv. II, él. unique, v. 450.

La mandragore, au dire de Pline, servait à effacer les cicatrices du visage. A ce titre, elle trouverait d'heureuses applications à la suite des opérations anaplastiques ; malheureusement, cette propriété de la mandragore est aussi illusoire que celle qui lui fut attribuée plus tard (1).

V.

Ovide avait composé un poëme intitulé *les Cosmétiques* (*Medicamina faciei*) ; il était dédié aux femmes comme le prouvent les deux premiers vers :

> Discite quæ faciem commendat cura, puellæ,
> Et quo sit vobis forma tuenda modo.

La plus grande partie de cet ouvrage est perdue ; il n'en reste qu'un fragment de cent vers ; on y retrouve l'étonnante facilité d'Ovide, qui pouvait seul vaincre les difficultés d'un sujet aussi aride.

Voici la formule d'une préparation qui était destinée à rendre le teint plus uni, plus brillant :

Orge de Libye mondé,	2 livres.
Farine d'ers.	2 livres.
Corne de cerf.	1/6 de livre.
Gomme.	2 onces.
Épeautre de Toscane.	2 onces.

(1) La Fontaine, *La Mandragore*.

```
Miel . . . . . . . . . . . . . . 18 onces.
Œufs . . . . . . . . . . . . . . Nº 10.
Oignons de narcisse pilés. . . . Nº 12.
```

Ovide exprime cette formule en vers, en indiquant en même temps le mode de préparation.

Hordea, quæ Lybici ratibus misere coloni
   Exue de palea tegminibusque suis.
Par ervi mensura decem madefiat ab ovis ;
   Sed cumulent libras hordea nuda duas.
Hæc ubi ventosas fuerint siccata per auras,
   Lenta jube scabra frangat asella mola ;
Et quæ prima cadunt vivaci cornua cervo
   Contere ; in hæc solidi sexta face assis eat.
Jamque ubi pulvereæ fuerint confusa farinæ,
   Protinus in cribris omnia cerne cavis.
Adjice narcissi bis sex sine cortice bulbos,
   Strenua quos puro marmore dextra terat ;
Sextantemque trahat gummi cum semine Tusco ;
   Huc novies tanto plus tibi mellis eat.
Quæcunque afficiet tali medicamine vultum
   Fulgebit speculo levior ipsa suo.

Ovide donne encore deux autres formules aussi compliquées de préparations destinées, l'une à effacer les taches du visage, l'autre à colorer le visage. Le fragment de ce poëme est terminé par ces deux vers :

Vidi quæ gelida madefacta papavera lympha
   Contereret, teneris illiniretque genis.

« J'ai vu une femme qui mettait tremper des pavots dans de l'eau froide, les pilait ensuite et s'en frottait les joues. »

VI.

Nous trouvons dans Martial plusieurs épigrammes
qui indiquent que la prothèse dentaire était déjà en
honneur chez les Romains :

> Thais habet nigros, niveos Lecania dentes ;
>   Quæ ratio est? — Emptos hæc habet, illa suos (1).

« Thaïs a les dents noires, Lecania les a blanches.
Pourquoi? C'est que la première a ses dents naturelles, l'autre a celles qu'elle a achetées. »

> Dentibus atque comis, nec te pudet, uteris emptis.
>   Quid facies oculo, Lælia? Non emitur (2).

« Tu portes les cheveux et les dents que tu as
achetés, Lélia; mais comment faire pour ton œil? On
n'en vend pas. »

Martial indique aussi quelles étaient les matières
employées à la fabrication des dents artificielles :

> Sic dentata sibi videtur Ægle,
> Emptis ossibus Indicoque cornu (3).

« Eglé se figure qu'elle a des dents, parce qu'elle
porte un râtelier d'os ou d'ivoire. »

(1) Martial, liv. V, ép. 43.
(2) Martial, liv. XII, ép. 23.
(3) Martial, liv. I, ép. 73.

Du reste, ces témoignages de Martial sur la prothèse dentaire ne datent guère que du premier siècle de l'ère chrétienne, mais il en existe un beaucoup plus ancien dans la dixième table de la loi des Douze Tables, qui date de l'année 450 avant J.-C. Il était défendu d'ensevelir les morts avec de l'or : *Neve aurum addito*. Cependant on en exceptait l'or qui pouvait se trouver dans la bouche pour lier les dents : *Quoi auro dentes vincti escunt, ast im cum illo sepelire urereve se fraudo esto.*

Catulle fait mention d'un singulier dentifrice, qui était employé particulièrement en Espagne :

> Celtiberia in terra
> Quod quisque minxit, hoc solet sibi mane
> Dentem atque russam defricare gingivam;
> Et quo iste vester expolitior dens est,
> Hoc te amplius bibisse prædicet loti (1).

« Dans la Celtibérie, les habitants ont l'habitude de se frotter chaque matin les dents et les gencives avec leur urine; et plus les dents sont belles et bien polies, plus elles prouvent que vous avez usé de ce dentifrice. »

(1) Catulle, XXXIX. — Il en est également question dans la pièce XXXVII du même auteur : *dens Ibera defricatus urina.* — Diodore de Sicile parle aussi de cette coutume bizarre des Espagnols : « Ils lavent leur corps et leurs dents avec leur urine. » (Liv. V.)

VII.

L'ÉPILATION.

Il est fort souvent question de l'épilation dans les auteurs latins; on y avait souvent recours chez les Romains, et on peut voir que toutes les parties du corps étaient épilées pour diverses raisons. Les moyens les plus usités pour enlever les poils étaient l'emploi de préparations spéciales nommées *psilothrum* et *dropax*, le frottement avec la pierre ponce, etc.; nous reviendrons sur ce point, après avoir indiqué sur quelles parties on agissait et dans quel but.

Ainsi on épilait la face et le front :

Psilothro faciem lævas et dropace calvam (1),

les aisselles, les bras, les mains, les jambes : *Alter se justo plus colit, alter se justo plus negligit; ille et crura, hic nec alas quidem vellit* (2) : « L'un se soigne plus qu'il ne faut, l'autre se néglige trop ; le premier épile jusqu'à ses jambes, l'autre n'épile même pas ses aisselles. »

(1) Martial, liv. III, ép. 74. — Voy. liv. VI, ép. 93, et liv. X, ép. 65.

(2) Sénèque, lettre cxv. — Voy. encore, pour l'épilation des aisselles, Juvénal, sat. xiv, v. 194.

> Bellus homo est, flexos qui digerit ordine crines ;
>   Balsama qui semper, cinnama semper olet.
> Cantica qui Nili, qui Gaditana susurrat ;
>   Qui movet in varios brachia volsa modos (1).

« On appelle un homme élégant celui qui dispose habilement ses cheveux, qui exhale l'odeur des meilleurs parfums, qui fredonne des airs égyptiens ou espagnols, et qui sait arrondir gracieusement ses bras épilés. »

Martial fait le portrait suivant d'un homme efféminé :

> Crine nitens, niger unguento, perlucidus ostro,
>   Ore tener, latus pectore, crure glaber (2).

« La chevelure brillante, arrosée de parfums, habillé de pourpre, un air langoureux, la poitrine saillante, les jambes épilées. »

Ovide, dans l'*Art d'aimer*, donne des conseils à l'amant sur les soins qu'il doit prendre de sa personne :

> Sed tibi nec ferro placeat torquere capillos,
>   Nec tua mordaci pumice crura teras.
> . . . .
>   Inque cava nullus stet tibi nare pilus (3).

(1) Martial, liv. III, ép. 63 ; — et liv. V, ép. 44 : *Et pumicata pauperes manu monstras.*

(2) Martial, liv. XII, ép. 38. — Voy. encore, pour l'épilation des cuisses, Juvénal, sat. IX, v. 12.

(3) Ovide, *Art d'aimer*, liv. I.

« Ne prends pas l'habitude de faire friser tes cheveux avec un fer chaud et de lisser tes membres avec
la pierre ponce… que l'on ne voie aucun poil sortir
de tes narines. »

Cicéron parle également de l'épilation des sourcils : *et supercilia penitus abrasa* (1).

Enfin, l'épilation était pratiquée particulièrement
aux parties génitales; l'épigramme suivante de Martial nous indique que cette opération était faite aussi
complétement qu'il était possible :

> Quod pectus quod crura tibi quod brachia vellis,
> Quod cincta est brevibus mentula tonsa pilis.
> Hoc præstas, Labiene, tuæ (quis nescit?) amicæ.
> Cui præstas culum quem, Labiene, pilas (2) ?

« Si tu épiles ta poitrine, tes jambes et tes bras, et
si ta mentule n'est entourée que de poils fort courts,
c'est par attention pour ta maîtresse, Labienus, tout
le monde le sait; mais à qui veux-tu donc plaire en
épilant certaine partie de ton corps ? »

C'est encore aux mêmes usages que le sarcastique
poëte fait allusion dans cette description pittoresque :

> Cum depilatos, Chreste, coleos portes
> Et vulturino mentulam parem collo
> Et prostitutis levius caput culis

(1) Cicéron, *Pro Roscio.*
(2) Martial, liv. II, ép. 62.

Nec vivat ullus in tuo pilus crure,
Purgentque crebræ cana labra volsellæ (1).

Athénée nous indique jusqu'à quel point était poussée cette habitude de l'épilation : « Tous les peuples qui habitent vers l'Occident épilent leur corps soit avec de la poix, soit par le frottement ; et dans l'Étrurie, en particulier, il y a beaucoup de boutiques dans lesquelles des personnes exercées s'acquittent de ces soins, comme font chez nous les barbiers. Ceux qui se confient à eux entrent là et se déshabillent, sans s'inquiéter ni se déranger quand il entre quelqu'un. Les Grecs ont adopté cet usage, ainsi que beaucoup de peuples de l'Italie, qui le tiennent des Samnites et des Messapiens (2). »

Nous avons vu précédemment (page 22) que les empereurs Héliogabale et Domitien aimaient à épiler les courtisanes avec lesquelles ils se baignaient, et qu'ils recueillaient avec grand soin, pour leur usage, les pâtes spéciales qui avaient servi pour ces femmes.

Ces renseignements, qui nous sont fournis par Lampridius et par Suétone, montrent que, déjà à cette époque, les femmes avaient l'habitude de s'épiler, coutume qui existe encore en Orient, et même en Algérie, où les femmes publiques surtout abusent des préparations épilatoires.

(1) Martial, liv. IX, ép. 28.
(2) Athénée, *Les Deipnosophistes*, liv. XII, ch. 3.

L'épilation de certaines parties était surtout re-
cherchée par ces hommes qui se prêtaient aux
infâmes débauches, dont nous trouvons tant de témoignages dans les historiens et les poëtes de l'empire; poussant plus loin la ressemblance, les *pathici*,
les efféminés cherchaient à imiter l'apparence exté-
rieure de la femme; mais les citations que nous
avons faites précédemment, celle de Sénèque surtout (page 131) prouvent que l'épilation de quelques
parties était faite dans un but d'hygiène et de pro-
preté, notamment l'épilation des aisselles, *ne trux
caper habitet alas*, comme dit un de nos poëtes; il
existait même des individus qui faisaient métier
d'épiler les aisselles, et que l'on désignait sous le nom
d'*alipili*. Il y avait également des femmes qui exerçaient cette industrie, et que l'on nommait *ustriculæ*
(Tertullien).

Nous avons déjà dit que les principales préparations épilatoires étaient le *dropax* et le *psilothrum*,
dont il est souvent question dans Martial; voici un
distique qui résume les principaux détails de la toilette intime d'une courtisane du temps :

> Psilothro viret, aut acida latet oblita creta :
> Aut tegitur pingui terque quaterque faba.

« Thaïs couvre sa peau de psilothrum; elle cache
sa figure sous un masque de craie, et applique sur son

corps trois ou quatre couches de farine de fèves grasses. »

Pline indique comme dépilatoires un certain nombre de substances qui devaient entrer dans les préparations mentionnées plus haut : l'archézostis, le suc de tithymale sont épilatoires; on les prépare avec de l'huile et on s'en frotte à plusieurs reprises (liv. XVI). Le sang et la cervelle des chauves-souris servent à l'épilation; le fiel et la cendre de hérisson ont la même propriété (liv. XXX). On se servait également de la poix (Juvénal, sat. ix, v. 14).

On avait aussi recours à d'autres moyens pour détruire les poils; ainsi on frottait la peau avec de la pierre ponce, *pumicata manus* (Martial); peut-être aussi se servait-on de certaines laves analogues à la pierre ponce, comme semble l'indiquer cette épithète de Juvénal : *attritus catinensi pumice* (1), « frotté avec la pierre de Catane. »

Enfin, quelquefois on arrachait simplement les poils avec des pinces nommées *volsellæ* :

Purgentque crebræ cana labra volsellæ (2).

D'autres fois, enfin, on se contentait de raser les parties couvertes de poils avec le rasoir, *novacula*.

(1) Juvénal, sat. viii, v. 15.
(2) Martial, liv. IX, ép. 28.

Martial parle dans quelques épigrammes de l'emploi de cet instrument (1).

Nous avons dit précédemment que notre intention, dans ce travail, était de recueillir seulement les témoignages des auteurs étrangers à la médecine, et c'est surtout ici que nous aurions pu trouver de nombreux renseignements dans les écrits des anciens médecins; c'est de ces écrits que sont tirées presque toutes les opinions émises par Pline sur les propriétés de certains médicaments ; nous avons expliqué pourquoi nous croyons devoir ne pas rappeler ici ces formules qui tiennent une si grande place dans les premiers écrivains des sciences médicales.

Cependant, pour ceux de nos lecteurs que ce sujet pourrait intéresser, nous ajoutons ici quelques indications bibliographiques. Il est surtout question des préparations qui pouvaient être employées pour changer la couleur des cheveux, pour les empêcher de tomber, pour les rendre plus brillants ou crépus, etc. On trouve également de nombreuses formules de pâtes épilatoires, des *psilothrum* et des *dropax* ; on trouvera sur toutes ces questions de nombreux renseignements aux sources suivantes :

Oribase : *Synopseos* lib. I, cap. 30 ; — lib. V, cap. 24 ; — lib. VIII, cap. 36.

____

(1) Martial, liv. II, Ep. 66 ; — liv. XI, Ep. 58.

Id. : *De morborum curatione*, lib. IV, cap. 6, 7, 8, 65.

Aétius : *Tetrab.*, I, serm. III, cap. 180 ; — II, serm. II, cap. 55-65 ; serm. IV, cap. 1, 4, 5, 6, 8, 10.

Alexandre de Tralles : lib. I, cap. 2, 3 ; — lib. XI, cap. 1.

Paul d'Égine : lib. III, cap. 2, 25, 52 ; — lib. VII, cap. 19, 20, 21 ; — dans ces deux derniers chapitres, Paul entre dans d'assez longs détails sur la préparation des parfums.

Galien donne aussi un grand nombre de formules de préparations cosmétiques.

Histoire des Femmes qui ont exercé la médecine.

I.

Il semble que de toute antiquité les femmes se
soient livrées à la pratique des accouchements, et
même des autres branches de l'art de guérir. Les
renseignements les plus anciens que nous ayons à cet
égard sont tirés d'Hippocrate, d'Homère et de Galien.
On trouve, en effet, dans les ouvrages du père de la
médecine le mot ἀκεστρίδες, qui paraît désigner les
sages-femmes, que l'on nommait aussi μαῖαι, mot dont
se sert Homère. C'est, il est vrai, dans un des livres
attribués aux élèves d'Hippocrate (περὶ σαρκῶν) que
se trouve l'expression ἀκεστρίδες; mais cela ne ferait
qu'une différence d'un demi-siècle à peu près, ce qui
n'a pas une grande importance. Plus tard, Galien se
sert du mot ἰατρῖναι pour désigner les femmes qui
s'occupent de l'art de guérir (1), expression qui

(1) Galien, *De locis affectis*, lib. VI, cap. 5.

semble indiquer que leurs fonctions ne se bornaient pas seulement à assister les femmes en travail, puisqu'il répond au latin *medicæ*, dont l'équivalent en français serait *médecines*.

Ce sont là les premières notions sérieuses que nous trouvons sur ce sujet. Si on remonte à une époque plus éloignée, on trouve des fables, des narrations mythologiques dans lesquelles les femmes jouent un grand rôle. Si ces récits ne sont pas l'expression de la vérité, au moins semblent-ils indiquer que dès ces temps reculés, les femmes exerçaient la médecine. Parmi les déesses mêmes, on en trouve un assez grand nombre qui président à la pratique de l'art de guérir, et en particulier aux accouchements. Nous devons tout naturellement nous occuper d'elles avant d'arriver aux simples mortelles.

Junon est sans contredit celle qui occupe la place la plus importante. Sous le nom de Lucina ou Lucinia, elle était invoquée par les femmes enceintes ou en travail; mais elle était désignée sous d'autres noms, suivant les diverses circonstances dans lesquelles elle était censée intervenir. Elle présidait au cours régulier des menstrues sous le nom de *Mena*; sous celui de *Fluonia*, elle empêchait les hémorrhagies utérines pendant la grossesse et après l'accouchement; plus tard encore, *Juno februa* recevait les vœux des accouchées pour que leurs purgations se fissent heureusement (1).

Bacchus et Cérès, sous les noms de *Liber* et *Libera*, président aux semences : le premier, à celle des mâles ; la seconde, à celle des femelles ; ou l'un à ce qu'elles ont de liquide, et l'autre à ce qu'ils ont de sec. Les fêtes de Bacchus étaient célébrées en grande pompe, et en Italie, ce dieu, au dire de Varron, était adoré pendant ces fêtes sous un emblème approprié aux fonctions qu'on lui attribuait (2).

Cybèle enseigna aux mortels des remèdes utiles pour les maladies des petits enfants.

Latone, suivant Homère, pansa les blessures d'Énée avec l'aide de Diane, sa fille, à laquelle on attribue la découverte de l'armoise (*Arthemisia*) ; cependant quelques auteurs dépossèdent la déesse de cette invention en faveur d'Arthémise, reine de Carie.

Pallas était adorée sous les noms d'*Hygiea*, *Sotera*, *Medica*. Périclès avait fait élever à Athènes une statue consacrée à Pallas Hygiea ; on attribue à cette déesse la découverte de la plante nommée *Parthenium* ou *Matricaire*.

Les enfants venaient au jour par la protection de Jupiter *Diespiter* ; après leur naissance, la déesse *Cunina* veillait sur leur berceau, et plus tard, les

(1) Saint Augustin, *Cité de Dieu*, liv. IV, ch. 11.
(2) Voy. saint Augustin, *Cité de Dieu*, liv. VII, ch. 16 et 21.

Carmentes présidaient à leurs destinées (1). On invoquait aussi pendant la grossesse la déesse *Genita Mana*, pour que l'enfant ne naquît pas faible ou difforme, et on sacrifiait un chien à son intention (2).

On a attribué à Vénus une intervention qui ne peut être justifiée que par une interprétation forcée de son surnom *Cypria*, qui lui avait été donné parce qu'elle était adorée d'une façon toute particulière dans l'île de Chypre, *vel quia parientibus præsideat, quod græcè* κύειν *parere sit* (Festus).

Les petits dieux *Nixii* présidaient aux efforts que faisaient les femmes en travail : *Eos putabant præsidere parientium nixibus* (Festus) ; ils étaient au nombre de trois, agenouillés au Capitole devant la chapelle de Minerve.

Ajoutons enfin les noms des déesses *Meditrina*, dont les fêtes étaient célébrées au moment de la récolte du vin nouveau, et *Angerona*, que l'on invoquait pour les angines, à cause de son heureuse intervention dans une épidémie qui, il est vrai, ne sévit pas sur l'espèce humaine.

Les femmes enceintes et en travail avaient, comme on le voit, beaucoup de dieux et de déesses à invoquer ; il en est encore d'autres d'une moindre importance et que nous aurons occasion de citer plus loin.

(1) Saint Augustin, *Cité de Dieu*, liv. IV, ch. 11.
(2) Pline, *Hist. nat.*, liv. XXIX, ch. 14.

Nous arrivons maintenant à l'histoire des temps héroïques, où la médecine est représentée par un assez grand nombre de femmes.

II.

Le centaure Chiron, qui vivait dans le XIIIe siècle avant l'ère chrétienne, eut, entre autres enfants, Hippo, qui connaissait la physique et la chimie, sciences qu'elle enseigna ensuite à Éole; elle était habile aussi dans l'art de la divination, ainsi que sa sœur Ocyroé, fille de Chariclo, qui fut instruite par le centaure et devint savante en médecine; ce fut elle qui prédit qu'Esculape deviendrait le dieu de la médecine : Apollon avait aimé Coronis, fille de Phlégias, roi de Thessalie; on lui apprit qu'on avait vu celle-ci entre les bras d'un jeune Thessalien nommé Iphrys. Le dieu en fureur tua Coronis qui était enceinte, mais il sauva l'enfant qu'il confia aux soins du centaure Chiron; ce fut alors qu'Ocyroé annonça la brillante destinée du jeune enfant, qui n'était autre qu'Esculape :

> Ocyroen : non hæc artes contenta paternas
> Edidicisse fuit : fatorum arcana canebat.
> Ergo ubi vaticinos concepit mente furores,
> Incaluitque Deo, quem clausum pectore habebat,
> Adspicit infantem : « Totique salutifer orbi
> Cresce, puer dixit : tibi se mortalia sæpe

> Corpora debebant; animas tibi reddere ademptas
> Fas erit….. (1).

« Ocyroé ne se contenta pas de connaître les sciences que lui avait enseignées son père : elle révélait aussi les secrets du Destin. A peine eut-elle conçu dans son âme une fureur prophétique ; à peine, échauffée par le dieu qu'elle portait dans son cœur, a-t-elle vu le jeune enfant : « Pour le salut » du monde, grandis, jeune enfant, s'écrie-t-elle ; » souvent les mortels te devront l'existence ; il te » sera donné de rallumer des âmes déjà éteintes… »

Ocyroé fut punie de son indiscrétion ; pour avoir ainsi prédit l'avenir, elle fut changée en jument (2).

Hercule, élève de Chiron, eut une fille nommée Épione, qui hérita des connaissances médicales de son père.

Vers la même époque vécurent plusieurs magiciennes célèbres : Æetès, roi de Colchide et fils du Soleil, épousa Hécate, qui connaissait la préparation des poisons et découvrit l'aconit : *In mortiferis quoque pharmacis solerter componendis exercita, aconitum quod vocant invenit* (3). Ils eurent trois filles : Circé,

(1) Ovide, *Métamorphoses*, liv. II, v. 638.

(2) Pausanias raconte une autre histoire sur la naissance d'Esculape et en cite même une troisième à laquelle il n'accorde pas la moindre confiance. (*Description de la Grèce*, liv. II, Corinthe, chap. 26.)

(3) Diodore de Sicile, liv. IV, 45.

Médée et Angitia, qui acquirent une grande expérience. La première avait découvert des remèdes contre les venins; elle changea Picus en pivert :

> Picus equum domitor, quem capta cupidine conjux
> Aurea percussum virga, versumque venenis
> Fecit avem Circe, sparsitque coloribus alas (1).

Elle changea aussi des hommes en lions, en loups et en pourceaux.

Elle avait appris beaucoup de sa mère, et elle avait, en outre, étudié la médecine : *Non pauca quidem ex matris disciplina hauserat ; sed multo plura suo ingenio studioque eruit ; ita ut nihil cuiquam ad excellentiam artis medicamentariæ faceret reliquum* (2).

Hécate avait empoisonné son père pour lui succéder ; Circé, qui avait épousé le roi des Sarmates, eut recours au même moyen pour régner seule ; mais elle fut forcée de quitter son royaume, et c'est alors qu'elle vint s'établir en Italie.

Circé avait établi son domicile sur le bord de la mer ; Virgile donne une description effrayante de son habitation :

> Hinc exaudiri gemitus, iræque leonum
> Vincla recusantum et sera sub nocte rudentum,

(1) Virgile, *Enéide*, liv. VII, v. 189.
(2) Diodore de Sicile, liv. IV, 45 et 46.

Setigerique sues atque in præsepibus ursi
Sævire, ac formæ magnorum ululare luporum,
Quos hominum ex facie dea sæva potentibus herbis
Induerat Circe in vultus ac terga ferarum (1).

« On entend, pendant la nuit, le rugissement des lions, furieux de se trouver enchaînés ; on entend gronder dans les cavernes les ours et les sangliers au poil hérissé ; des loups énormes poussent des gémissements effrayants : c'étaient des hommes que la cruelle déesse avait ainsi changés en bêtes farouches au moyen d'herbes puissantes. »

Aujourd'hui encore la réputation de Circé existe dans ces contrées, et il est une grotte nommée *grotta della Maga* ou *della Sibilla*, que l'on montre ou plutôt que l'on annonce aux voyageurs, car les guides du pays n'osent en approcher. « Toute la côte est percée de grottes plus ou moins profondes, où la mer, en se brisant, gémit, vagit, mugit, imite en un mot tous les cris de la nature animée ; cela explique comment Énée, en passant, de nuit, devant le redoutable promontoire, entendit rugir des lions, hurler des loups, gronder des sangliers et des ours. Quand la mer est orageuse, on peut encore aujourd'hui se donner le plaisir d'entendre cette effrayante ménagerie (2). »

(1) Virgile, *Énéide*, liv. VII, v. 15.

(2) Charles Didier, *La campagne de Rome*, p. 281. Paris 1844, 1 vol. in-8.

Médée avait été instruite par sa mère et sa sœur ; mais elle ne fit pas un usage aussi criminel de ses connaissances, d'après Diodore de Sicile ; elle s'empressait de secourir les étrangers et de les soustraire aux dangers qui les menaçaient ; elle pansa les blessures de Jason son époux, qui lui-même était un élève du centaure Chiron ; elle secourut également Atalante et les Thespiades.

On l'accusait de faire cuire des hommes, parce qu'elle leur faisait prendre des bains chauds composés avec des plantes aromatiques, ce qui les fortifiait au contraire. Elle rajeunissait les vieillards, dit-on, mais il n'y avait là qu'une métaphore qui est encore employée de nos jours par certains *artistes* ; l'opération consistait à teindre en noir leurs cheveux blanchis par l'âge.

Enfin, Angitia, moins connue que ses deux sœurs aînées, paraît cependant avoir été non moins habile qu'elles :

> Æetæ prolem, Angitiam, mala gramina primam
> Monstravisse ferunt, tactuque domare venena,
> Et lunam excussisse polo, stridoribus amnes
> Frenantem ac silvis montes nudasse vocatis (1).

« Angitia, fille d'Æetes, fit connaître, la première, les herbes malfaisantes et l'art de dompter les poi-

____

(1) Silius Italicus, *Les Puniques*, liv. VIII, v. 499.

sons par le toucher; elle attirait la lune du ciel, ar-
rêtait les fleuves par un sifflement, et dépouillait les
montagnes des forêts qui obéissaient à sa voix. »

Dans la famille du dieu de la médecine, Esculape, nous trouvons plusieurs femmes auxquelles on
a attribué des connaissances médicales. La femme
d'Esculape est désignée sous plusieurs noms : Épione,
Hygiea, Lampetia; leurs enfants furent assez nombreux, on compte cinq filles : Ægle, Panaceia, Jaso,
Rome, Aceso; il y a eu là probablement, comme
pour leur mère, plusieurs noms pour désigner la
même personne. Ces noms, d'ailleurs, ont une signification à peu près semblable : santé, guérison,
force, et peuvent avoir été employés comme syno-
nymes. Elles guérirent un grand nombre de maladies, et leur mémoire fut conservée par les malades,
qui imploraient leur intervention et leur offraient
des statues et des médailles. Esculape eut aussi une
sœur nommée Eriopis, sur laquelle on ne possède
aucun détail.

La descendance mâle d'Esculape est représentée
par Machaon et Podalire, souvent cités par Homère,
et qui paraissent avoir obtenu les faveurs de la belle
Hélène. (Podalire eut un fils nommé Hippolochus,
dont le quatorzième descendant, Héraclide, fut le
père d'Hippocrate.) L'infidèle épouse de Ménélas eut
aussi quelques connaissances en médecine; elle donna

son nom à l'*helenium*, « plante qui passe pour augmenter la beauté et pour entretenir la délicatesse de la peau chez les femmes, tant au visage que dans le reste du corps (1). » L'helenium fut ainsi nommée parce qu'elle était née des larmes de la « blanche Tyndaride, » ou parce que celle-ci l'employa avec succès pour conserver cette beauté qui lui fit commettre *tant de légèretés*. Hélène connaissait le népenthes qui chasse la tristesse, propriété que possède également l'helenium.

Œnone, sa malheureuse rivale, la femme de Pâris, connaissait aussi les plantes; mais elle ne put en trouver aucune pour détruire son amour et calmer sa jalousie :

> Quæcumque herba potens ad opem, radixque medendi
> Utilis in toto nascitur orbe, mea est.
> Me miseram ! quod amor non est medicabilis herbis
> Destituor, prudens artis, ab arte mea (2).

« Toute herbe qui peut soulager ou guérir m'appartient. Malheureuse ! quand l'amour ne peut être guéri par aucune herbe, toute la science que je possède ne me sert à rien. »

Œnone refusa à Pâris, blessé au siège de Troie, la

______

(1) Pline, liv. XXI. Ce n'est pas la plante désignée aujourd'hui sous le nom d'*Inula helenium* ou *aunée*, mais une autre qui paraît correspondre au *Thymus incanus*.

(2) Ovide, *Héroïdes*, V, Œnone à Pâris.

guérison qu'elle seule pouvait lui donner. Il en mourut, et elle se tua de désespoir.

Agamède ou Hécamède, suivant Homère, connaissait autant de médicaments que la terre en nourrissait ; elle pansa une blessure du chirurgien Machaon au siége de Troie. C'est elle aussi que Properce nomme Périmède (liv. II, élég. 1).

Perimedea gramina secta manu.

Les récits et légendes qui précèdent sont presque tous empruntés à des poëtes, et ne méritent, par conséquent, qu'une confiance très limitée ; cependant ils ont une certaine valeur, car on peut admettre facilement que ces auteurs ne prêtaient aux déesses et aux héroïnes que des idées et des fonctions analogues à celles des simples mortelles. Ainsi on peut en conclure que les femmes ont de tout temps pris part à la pratique de l'art de guérir, ce qui existait aussi de toute antiquité chez d'autres nations, auxquelles les Grecs avaient emprunté leurs principales institutions.

III.

A Athènes, les hommes se livraient aussi à la pratique des accouchements ; mais il semble que les femmes en étaient plus spécialement chargées ; les hommes n'y prenaient part qu'accidentellement. Telle est l'opinion de certains historiens qui expliquent ainsi la faiblesse des livres d'Hippocrate sur les accouchements, lorsqu'on les compare à ses autres écrits.

D'un autre côté, cette opinion ne s'accorde pas avec un récit d'Hyginus, que nous rapporterons plus loin, et dans lequel il est dit que la pratique de la médecine était interdite aux femmes d'après une loi qui fut abolie. On peut admettre que cette loi ne fut en vigueur que pendant peu de temps; d'ailleurs on ne sait à quelle époque doit être placé le fait rapporté par Hyginus, à l'occasion de la sage-femme Agnodice, élève du médecin Hérophile ou Hierophile. Il y a eu plusieurs médecins de ce nom, et on ne sait lequel fut le maître d'Agnodice. Hyginus est le seul qui parle de cette circonstance, et certains historiens sont disposés à regarder son récit comme une fable.

On ne trouve dans les auteurs grecs anciens aucun renseignement sur l'éducation des sages-femmes et sur les moyens d'étudier qui pouvaient être à leur disposition; on peut admettre d'après quelques indications éparses çà et là que les connaissances relatives à l'art des accouchements étaient transmises de génération en génération, de la mère à la fille ou à quelque parente. Quelquefois elles étudièrent sous la direction d'un médecin, comme Agnodice avec Hérophile ; Galien donna à une sage-femme son *Traité de la dissection de la matrice.*

Nous trouvons dans Platon des renseignements assez étendus sur les fonctions des sages-femmes (1) ; nous les reproduisons ici textuellement :

Socrate. Peut-être ignores-tu encore, pauvre innocent, que je suis le fils d'une sage-femme habile et renommée, de Phenarète ?

Théétète. Je l'ai ouï dire.

Socrate. Rappelle-toi bien tout ce qui concerne les sages-femmes. Tu sais bien qu'aucune d'elles ne se mêle d'accoucher les autres femmes tant qu'elle peut elle-même avoir des enfants, et qu'elles ne font ce métier que quand elles ne sont plus capables de concevoir.

Théétète. En effet.

Socrate. On attribue cet usage à Diane, c'est du moins ce que l'on dit, parce que, sans enfanter elle-même, elle préside aux accouchements. Elle n'a pas pu confier cet emploi aux femmes stériles, la nature humaine étant trop faible pour pratiquer un art dont elle n'aurait aucune expérience ; mais la déesse a confié ce soin à celles qui, par leur âge, ne sont plus en état de concevoir, honorant en elles cette ressemblance avec elles-mêmes.

(1) Platon, dans le dialogue intitulé *Théétète*, trad. de V. Cousin.
t. II.

THÉÉTÈTE. Cela me semble assez juste.

SOCRATE. N'est-il pas juste aussi et nécessaire que les sages-femmes sachent mieux que personne si une femme est enceinte ou non.

THÉÉTÈTE. Sans doute.

SOCRATE. Elles peuvent même, par des remèdes et des enchantements, éveiller les douleurs de l'enfantement et les adoucir, délivrer les femmes qui ont de la peine à accoucher, ou bien faciliter l'avortement de l'enfant, quand la mère est décidée à s'en défaire.

THÉÉTÈTE. Il est vrai.

SOCRATE. N'as-tu pas aussi entendu dire qu'elles sont de très habiles négociatrices en affaires de mariages, parce qu'elles savent parfaitement distinguer quel homme et quelle femme il convient d'unir ensemble pour avoir les enfants les plus accomplis.

THÉÉTÈTE. Non, je ne le savais pas encore.

SOCRATE. Eh bien, sois persuadé qu'elles sont plus fières de ce talent, que même de leur adresse à couper le cordon ombilical..... Mais à cause des unions illégitimes et mal assorties dont se chargent des entremetteurs corrompus, les sages-femmes, par respect pour elles-mêmes, ne veulent point se mêler des mariages, dans la crainte qu'on ne les soupçonne aussi de faire un métier déshonnête. Car, du reste, il n'appartient qu'aux sages-femmes véritables de bien assortir les unions conjugales. »

Nous remarquons ici que les sages-femmes étaient appelées à assortir convenablement les unions, « de peur qu'une heureuse fécondité ne se trouvât paralysée par une triste stérilité », comme il est dit ailleurs. En outre, nous voyons déjà indiquer ici que les sages-femmes déterminaient quelquefois des avortements, « quand la mère est décidée à se défaire de son enfant. » Il n'est nullement question ici de l'avortement provoqué dans un but thérapeutique, comme proposait de le faire une sage-femme grecque, Aspasie, dont nous parlerons plus loin. Cependant il ne semble pas que l'avortement criminel ait été pratiqué sur une grande échelle, comme nous le verrons lorsque nous parlerons de la pratique obstétricale chez les Romains — et ailleurs. C'est, en effet, la seule indication que nous trouvions relativement à ce qui existait chez les Grecs, et cependant nous avons tout lieu de croire que si ces pratiques criminelles eussent été plus fréquentes, il en serait question dans deux ouvrages qui prêtaient au développement de cette question. Nous voulons parler des *Dialogues des courtisanes* de Lucien et des *Lettres des courtisanes* d'Alciphron, études fort intéressantes qui semblent reproduire les mœurs que l'on observe de nos jours sur les hauteurs cythéréennes du quartier Bréda.

Il est également question dans le Dialogue de Platon des pratiques superstitieuses, des *enchantements* qui occupaient une place importante dans la médecine antique; nous en avons parlé précédemment.

La sage-femme grecque était appelée à donner ses soins aux femmes pendant la grossesse, pendant et après l'accouchement ; elle était également chargée de leur fournir les médicaments nécessaires, de leur indiquer les règles hygiéniques à observer pendant la grossesse, et elle prenait part, en outre, à certaines cérémonies qui se faisaient à la suite de l'accouchement. — Les affections utérines, toutes les pratiques illusoires pour le traitement de la stérilité, étaient également de son domaine.

Moschion, un des premiers auteurs qui aient écrit spécialement sur les maladies des femmes, nous indique les qualités requises des sages-femmes :

« Quelle est la sage-femme la plus capable que l'on puisse souhaiter? — Celle qui a fait des études littéraires, qui a de l'intelligence et une mémoire assez fidèle; elle doit être studieuse, active, forte, ne présenter aucune infirmité, aucune maladie, ne pas être colère, ni tracassière. Il faut qu'elle soit, en outre, compatissante, sobre, pudique, pénétrante, tranquille, prudente et non avare (1). »

Moschion ajoute une particularité relative à leur costume : *Viriliter cincta sit.*

(1) Moschion, *De mulierum affectibus*, dans *Gynæciorum libri*, édition de Gaspard Wolff, 1576, Basileæ; chap. IX, *De obstetrice*

Plus loin : « Combien d'aides sont nécessaires avec la sage-femme? — Il en faut trois, dont deux sont placées à droite et à gauche de la femme en travail : la troisième doit être placée derrière elle et l'empêcher de se jeter de côté lorsque les douleurs surviennent; elle doit, en outre, l'encourager à supporter courageusement ces douleurs. »

Nous voyons encore ici une particularité relative à l'éducation des sages-femmes. Celles qui servaient d'aides pouvaient se familiariser avec la pratique des accouchements et acquérir une expérience suffisante pour arriver elles-mêmes à être *obstetrices*.

Aristote, dans son ouvrage si intéressant sur l'histoire des animaux, parle aussi des qualités qui sont utiles aux sages-femmes pour remédier aux diverses complications qui peuvent s'y présenter et pour la section du cordon ombilical, opération à laquelle il attache une certaine importance (1).

Il n'y a qu'un petit nombre de sages-femmes grecques dont le nom soit parvenu jusqu'à nous, et encore les détails que nous possédons sur elles ne permettent même pas d'établir leur identité.

Nous avons déjà cité le nom de la sage-femme Agnodice, à propos d'un récit fait par Hyginus. Voici cette narration :

(1) *De animalibus historiæ* lib. VII, cap. x, édit. Didot, t. III, 1853.

« Les anciens n'eurent pas d'*obstetrices*; il était défendu aux femmes et aux esclaves d'apprendre la
médecine. Une jeune fille nommée Agnodice désira
s'instruire dans cet art. Pour arriver à ce but, elle
fit couper sa chevelure, porta des vêtements d'homme
et alla étudier auprès d'un certain Hérophile. Après
avoir appris son art, elle se rendait chez les femmes
qu'elle savait être malades, et lorsque celles-ci ne
voulaient pas se confier à elle, pensant que c'était
un homme, elle ouvrait sa tunique et donnait des
preuves de son sexe, puis elle soignait la malade.

« Les médecins, voyant qu'ils n'étaient plus appelés auprès des femmes, commencèrent à accuser
Agnodice, en disant qu'*il* était un débauché, un cor-
rupteur, et que les femmes simulaient des maladies
pour avoir occasion de le faire appeler. Lorsqu'elle
comparut devant l'Aréopage, elle fut condamnée,
mais relevant alors sa tunique, elle leur fit voir qu'elle
était une femme. Les médecins eurent alors recours
à d'autres accusations plus sérieuses ; mais les femmes
les plus influentes se rendirent au tribunal et dirent
aux Aréopagites : « Vous n'êtes pas des époux, mais
» des ennemis ; parce qu'elle a trouvé le moyen de
» nous sauver, vous la condamnez. » Alors les
Athéniens corrigèrent la loi, pour qu'il fût permis

aux femmes libres (*ingenuæ*) d'apprendre la médecine (1). »

Cette anecdote a été souvent racontée, mais seulement d'après Hyginus; elle a été mise en vers dans un poëme où la science, l'histoire, le bon sens et le style sont souvent maltraités : la *Luciniade* du docteur Sacombe.

> D'un sexe malheureux Agnodice eut pitié;
> Cette vierge, ou plutôt cette illustre héroïne,
> Sous l'heureux vêtement des princes de Locine,
> Dans Athènes longtemps, avec impunité,
> Et par zèle et par goût servit l'humanité.
> Ses talents, ses succès irritèrent l'Envie,
> Et ce monstre versa ses poisons sur sa vie.
> Elle osa l'accuser d'être un vil séducteur,
> Et de son propre sexe infâme corrupteur.
> On la traîne au sénat; mais, grâce à la nature,
> Agnodice, en trois mots, confondit l'imposture :
> *Je suis femme*, dit-elle, et dût la vérité
> Faire éclater sur moi votre sévérité,
> Je dirai hautement que votre arrêt injuste
> Compromet et l'honneur de ce sénat auguste
> Et les jours du beau sexe à qui votre pouvoir
> Ne doit ni ne peut faire oublier son devoir.
> Mon art devrait, sans doute, être interdit aux hommes,
> Mais on est sans pudeur dans le siècle où nous sommes.
> . . . .
> Ainsi de la nature interprète fidèle,
> Agnodice à son sexe a servi de modèle.

(1) *C. Julii Hygini*, *Augusti liberti*, *Fabularum liber*, Lugduni Batavorum et Amstelod., 1770 (1 vol. in-12), ch. 274, p. 282.

Olympias, de Thèbes, ne nous est connue que par deux passages de Pline où son nom est cité ; les voici :

« Olympias, de Thèbes, pense que la mauve avec la graisse d'oie cause l'avortement. »

« On provoque les menstrues avec le fiel de taureau en pessaire dans de la laine en suint. Olympias, de Thèbes, y ajoute de l'hysope et du nitre (1). »

Nous remarquons déjà un échantillon des formules qui étaient employées par les sages-femmes ; celles-ci sont encore les moins curieuses. Pline, en parlant des propriétés du sang menstruel, nous a fait connaître les noms de Laïs, Éléphantis, Sotira et Salpé ; nous rapporterons ce passage plus loin.

On s'est demandé si Laïs la sage-femme était la même que la courtisane, ou plutôt qu'une des courtisanes de ce nom dont il est parlé dans plusieurs auteurs. On pense que ce fut celle qui accorda ses faveurs aux philosophes Aristippe et Diogène, ainsi qu'à l'orateur Démosthènes. Après avoir étudié l'art des accouchements, elle se livra aux plaisirs et à la débauche, et se fit ainsi une réputation dont elle sut tirer parti.

Éléphantis avait composé des livres sur les abortifs et sur les fards, mais ils ne sont pas parvenus jusqu'à

____

(1) Pline, *Hist. nat.*, liv. XX et XXVIII.

nous, non plus que des ouvrages extrêmement licen-
cieux qui faisaient les délices de Tibère à Caprées. Il
en possédait un exemplaire auquel il attachait un
grand prix, et qui faisait, en son genre, le pendant du
célèbre tableau de Parrhasius (1). Il en est également
question dans une épigramme ancienne, où on
parle de tableaux faits d'après les livres d'Éléphantis; ces livres sont perdus depuis longtemps; on
sait cependant qu'ils traitaient d'un sujet qui fut re-
pris plus tard par Pierre Arétin, auquel A. Carrache
prêta, dit-on, le concours de son pinceau.

Le nom d'Antiochis est parvenu jusqu'à nous, parce
que le médecin Héraclide, de Tarente, dédia à cette
sage-femme quelques-uns de ses livres sur l'histoire
naturelle et sur les propriétés des médicaments.

Nous avons vu précédemment que Socrate était
fils de la sage-femme Phénarète. Diogène Laerce dit
que le philosophe Pyrrhon avait une sœur nommée
Philista, qui était sage-femme aussi (μαῖα) (2).

Nous n'avons aucun renseignement biographique
sur la plus célèbre des sages-femmes grecques, Aspasie, dont il nous reste quelques fragments conservés par
Aétius. On se demande encore si cette Aspasie est la
même que celle qui fut la maîtresse de Périclès et le
maître de Socrate, et l'on s'accorde généralement,

----

(1) Suétone, *Vie de Tibère*, 45 et 46.
(2) Diogène Laerce, liv. IX, ch. 11 (Pyrrhon).

faute d'indications, à admettre cette supposition basée seulement sur le nom. Nous pensons qu'il s'agit, au contraire, d'une autre Aspasie; plusieurs auteurs grecs et particulièrement Lucien, à plusieurs reprises, vantent les nombreuses connaissances d'Aspasie de Milet sur les arts, la philosophie, les sciences, etc., et nulle part il n'est dit qu'elle ait été instruite en médecine et ait écrit sur les accouchements.

Voici les titres des fragments d'Aspasie conservés par Aétius dans le *Tetrabiblon*, IV, serm. IV :

Ch. 18, *Fœtum corrumpentia*.

Ch. 25, *Cura post fœtus exectionem*.

Ch. 51, *De menstruis suppressis*.

Ch. 77, *De reclinatione, aversione ac recursu uteri*.

Ch. 92, *Ad uteri nomas*.

Ch. 97, *De hemorrhoidibus uteri*.

Ch. 100, *De hernia aquosa mulierum*.

Ch. 102, *De hernia varicosa*.

Ch. 106, *De condylomatis*.

Le plus important de ces chapitres est celui qui est consacré à l'avortement; nous ne nous étendrons pas davantage sur ce sujet, nous proposant de le faire avec plus de détails dans un autre ouvrage consacré à l'histoire des affections utérines d'après les auteurs anciens, et nous aurons alors à nous occuper des écrits d'Aspasie, ainsi que de ceux de Cléopâtre.

Pour celle-ci nous trouvons presque le même em-

barras que pour Aspasie; on s'accorde généralement
à admettre que cette Cléopâtre n'était autre que la
célèbre reine d'Égypte; ce qui fait admettre cette
opinion, c'est que la sage-femme parle dans la préface
de son ouvrage d'une sœur qui se nommait Arsinoé;
or, la reine d'Égypte avait une sœur de ce nom : cependant Plutarque, qui parle longuement de la reine
d'Égypte dans la vie de Marc-Antoine, n'indique pas
qu'elle se soit livrée à la pratique de la médecine ou
des accouchements; Dion Cassius et les autres historiens ne parlent pas non plus de cette circonstance.

Une partie des écrits de Cléopâtre nous a été conservée par Moschion; voici les principaux sujets qui
sont mentionnés dans l'ouvrage de cet auteur :

La stérilité, l'avortement, les déplacements de la
matrice, les inflammations de l'utérus et des mamelles; les tumeurs de l'utérus et de la vulve, les
hémorrhagies utérines, les emménagogues, etc.

IV.

On trouve dans toute l'organisation de la société
romaine un reflet des mœurs et coutumes de la
Grèce; mais celles-ci avaient subi, en passant en
Italie, des modifications nécessitées par le genre de
vie et par les institutions politiques du peuple romain.
Cette influence de la Grèce sur l'Italie est très mar-

quée également dans l'histoire de la littérature latine ; c'est aussi de la Grèce que vinrent les premiers médecins qui exercèrent à Rome : mais ils furent assez mal accueillis, et l'exercice de l'art de guérir fut abandonné aux esclaves pendant fort longtemps. Aussi on ne trouve que fort peu de détails sur la pratique de la médecine à Rome, et encore est-on obligé de les chercher dans quelques passages tirés d'auteurs étrangers à la science.

C'est dans Plaute que nous trouvons la première mention de l'existence des sages-femmes à Rome :

Tum obstetrix expostulavit mecum parum missum sibi (1).

« La sage-femme se plaignit à moi de n'avoir pas été suffisamment payée. »

Térence, qui vécut après Plaute, parle également des sages-femmes. Dans la comédie intitulée l'*Andrienne*, il est question d'une sage-femme adonnée à la boisson, et qui pour cette raison ne pouvait pas inspirer beaucoup de confiance :

Sane pol illa temulenta est mulier et temeraria,
Nec satis digna cui committas primo partu mulierem (2).

« C'est une femme qui a l'habitude de boire ; elle est imprudente, et l'on ne peut confier à ses soins

(1) Plaute, *Miles gloriosus.*
(2) Térence, *Andrienne*, act. I, sc. 4.

une femme qui accouche pour la première fois. »

En arrivant à une époque plus rapprochée de nous, on trouve des détails plus complets sur les sages-femmes. Il existait à Rome des *obstetrices*, ou accoucheuses, des *adstetrices*, mot qui semble désigner les aides des sages-femmes; nous trouvons enfin un autre ordre de femmes intervenant dans la pratique de la médecine : ce sont les *sagæ*, et c'est ici que nous trouvons l'étymologie du mot *sage*-femme indiquée d'une manière claire, et sans qu'on soit obligé de recourir aux subtilités de la philologie fantaisiste.

Les fonctions de la *saga* étaient assez mal définies. Festus nous apprend que les prêtresses chargées des expiations, *piatrices* (expiatrices), étaient aussi désignées par quelques auteurs sous le nom de *sagæ*; mais ce mot avait d'autres significations, et était employé également pour désigner les *magiciennes*, les *sorcières*, les *entremetteuses*, les *parfumeuses* et les *sages-femmes*; mais cette expression n'est jamais prise qu'en mauvaise part, et pour désigner des femmes qui exerçaient à la fois les métiers que nous venons de citer.

Nous avons vu enfin qu'il existait encore d'autres fonctions dont l'exercice était confié aux femmes, et qui chez les anciens étaient rattachées à la médecine; nous voulons parler des nombreuses pratiques relatives à l'art d'embellir le corps et d'en corriger les imperfections.

Nous n'avons donc plus à nous occuper que des *obstetrices* et de leurs fonctions; pour cela il nous semble utile d'indiquer brièvement les cérémonies et les pratiques relatives à l'accouchement chez les anciens.

Une heureuse conception était préparée, grâce aux soins de la sage femme, *ab initio oriendum est!* Puis on facilitait le développement du fœtus par un régime approprié : « *Brassicam comedunt ad fœtûs incrementum; abstinent a sale et aquâ frigidâ — Lecticis vehuntur et equabus gravibus inequitant, etc.* (1). »

La femme suspendait ensuite sa ceinture dans le temple de Diane afin que la grossesse pût suivre un cours plus régulier; on adressait des invocations à Junon *Postversa* et *Prorsa* pour que le fœtus prît une bonne position.

A une époque plus rapprochée de l'accouchement, on faisait des sacrifices à la nymphe Egérie pour que l'accouchement se terminât heureusement, et à Junon

(1) Ces détails et plusieurs de ceux qui vont suivre sont empruntés à Thomas et Gaspard Bartholin :

Th. Bartholini, *Antiquitatum veteris puerperii synopsis*, Hafniæ, 1646, in-8.

G. Bartholini, *Expositio veteris in puerperio ritus*, Romæ, 1677, in-8.

Fluonia pour qu'il ne se produisît pas d'hémorrhagie. (Festus.)

Lorsque le moment de l'accouchement était arrivé, la sage-femme intervenait encore pour préparer l'expulsion du fœtus et disposer favorablement les voies génitales. La *matière médicale* dont elles disposaient pour cela était assez variée, comme on peut en juger d'après les renseignements fournis par Pline. Un grand nombre de pratiques superstitieuses étaient attachées encore à l'accomplissement de l'accouchement. La femme en travail était placée sur le lit nuptial ; on invoquait Diane trois fois à haute voix :

> Quæ laborantes utero puellas
> Ter vocata audis, adimisque letho (1).

« Toi qui, appelée trois fois, exauces les vœux des femmes en travail et les préserves de la mort. » — Dans les cas difficiles, on appelait Diane jusqu'à sept fois.

Il fallait que personne dans la maison n'eût les jambes croisées et les doigts entrelacés, sans quoi le travail était suspendu.

> Utque meos audit gemitus, subsedit in illa
> Ante fores ara, dextroque a poplite lævum

(1) Horace, *Odes*, liv. III, ode 22, *Ad Dianam*.

Pressa genu, digitis inter se pectine junctis
Sustinuit nixus; tacita quoque carmina voce
Dixit; et inceptos tenuerunt carmina partus (1).

« Aussitôt qu'elle entendit mes plaintes, elle s'assit sur l'autel placé près de la porte; puis elle paralysa complétement mes efforts, en croisant sa jambe droite sur son genou gauche, et entrelaçant les doigts de ses deux mains, elle prononça des paroles magiques à voix basse, et ces enchantements suspendirent complétement le travail de l'enfantement. »

Lorsque l'accouchement est terminé, la femme délivrée est placée sous la protection d'autres divinités : « On assigne trois dieux à la garde des accouchées, afin que le dieu Sylvain ne vienne pas les tourmenter la nuit. Pour figurer ces trois dieux, trois hommes font le tour de la maison; ils frappent le seuil de la porte avec une cognée, puis avec un pilon, et enfin le nettoient avec un balai (2).

Nous avons indiqué précédemment les autres déesses qui présidaient à l'accouchement. Il y a encore d'autres cérémonies relatives à l'enfant nouveau-né, et auxquelles la sage-femme était mêlée. Elle prenait l'enfant nouveau-né, *adhuc a matre ruben-*

---

(1) Ovide, *Métamorphoses*, liv. IX, v. 298. — Voy. aussi Pline, *Hist. nat.*, liv. XXVIII, ch. 17.

(2) Saint Augustin, *Cité de Dieu*, liv. VI, ch. 9.

tem (Ovide), encore rouge du sang maternel, et le déposait à terre :

> Tum porro puer, ut sævis projectus ab undis
> Navita, nudus humi jacet infans, indigus omni
> Vitali auxilio (1).

« Tel qu'un nautonnier rejeté par la mer en fureur, l'enfant est placé nu, à terre, privé de tout soin propre à entretenir la vie. »

L'enfant n'était considéré comme légitime et élevé à la maison, que si le père, ou quelqu'un autorisé par lui, ou la sage-femme (*obstetrix*) reprenait l'enfant à terre, d'où est venue la formule : *tollere puerum*, relever l'enfant. On disait, au contraire : *puerum exponere*, exposer l'enfant, lorsqu'on l'abandonnait sans pitié, et alors on le faisait déposer dans certains endroits consacrés à cet usage. On trouve dans les auteurs latins de fréquentes allusions à ces usages (2).

Chez les Romains, on ne relevait que les enfants considérés comme légitimes; on abandonnait les illégitimes et même les enfants légitimes dont la naissance était accompagnée de mauvais présages. Les Lacédémoniens ne relevaient que les enfants mâles, les Juifs relevaient les garçons et les filles, les Croto-

---

(1) Lucrèce, *De natura rerum*, liv. V, v. 223.

(2) Térence, *L'Andrienne*, acte II, sc. 3. — Plaute, *Amphytrion*, acte I, sc. 3. — Juvénal, *Tollere dulcem Cogitat hæredem* (sat. V, v. 38), etc.

niens abandonnaient les enfants de l'un et l'autre sexe. Pétrone nous apprend la cause de cette singulière coutume des habitants de Crotone : « Dans cette ville personne n'élève de famille (*nemo pueros tollit*) ; car quiconque a des héritiers naturels se voit exclu des soupers et des spectacles ; tous les avantages de la société lui sont interdits ; il reste perdu dans la canaille (1). »

Romulus et Rémus furent exposés par ordre d'Amulius, *leur père*, qui croyait n'avoir aucun droit à ce titre (2).

Le dieu de la médecine eut le même sort : *Esculapius, incertis parentibus natus, eamdem subiit sortem* (3). Esculape était fils d'Apollon et de Coronis, comme l'indique la fable que nous avons rapportée d'après Ovide. Lactance fait sans doute allusion à l'intervention du jeune Thessalien dont parlent Pausanias et l'auteur des *Métamorphoses*.

Astyage, grand-père de Cyrus, ne voulut pas le relever, *noluit suscipere*, parce qu'il avait eu un mauvais songe relatif à la naissance de son petit-fils.

Lorsque le nouveau-né était exposé à terre, il était

---

(1) Pétrone, *Satyricon*, ch. CXVI.

(2) Justin, liv. XLIII, ch. 2, et Tite-Live, liv. I. — Ovide fait également allusion à la naissance de Romulus et Rémus, dans la IVe élégie du liv. III des *Amours*.

(3) Lactance, liv. I, ch. 10.

sous la protection de la déesse *Statina* ; *Levana* présidait au *relèvement* de l'enfant.

Chez d'autres peuples, on soumettait les nouveau-nés à diverses épreuves pour s'assurer de leur légitimité ; plusieurs peuples et notamment les Germains, trempaient les enfants dans les eaux d'un fleuve :

> Nascentem explorat gurgite Rhenus.

« Le Rhin éprouve dans ses eaux l'enfant nouveau-né » (Claudien) (1). — C'est dans le même but que les Éthiopiens présentaient leurs enfants aux oiseaux, les Psylles aux serpents :

> In terram parvus com decidit infans
> Ne qua sit externæ veneris mixtura timentes
> Letifica dubios explorant aspide partus (2).

« Lorsque l'enfant est né, s'ils craignent qu'il ne soit le fruit d'un amour adultère, ils l'exposent à la piqûre mortelle d'un serpent. »

La sage-femme était chargée de laver l'enfant et de lui donner les premiers soins ; on le lavait avec divers liquides suivant les différents peuples. A Athènes, on se servait d'eau, et d'huile ensuite : à Sparte, on les lavait avec du vin ; chez d'autres peuples de la Grèce, on recueillait de la rosée pour cet usage ; les Cimbres

______

(1) On trouve encore des allusions à cet usage dans Virgile, *Énéide*, liv. IX, v. 600, et dans Sidoine Apollinaire, XXIII, v. 204.

(2) Lucain, *Pharsale*, liv. IX, v. 901.

employaient la neige. Quelquefois ces lotions se faisaient dans des vases particuliers : à Sparte on plaçait les enfants sur un bouclier, avec une lance près d'eux pour indiquer qu'on les dévouait à la défense de la patrie ; dans la famille de Jules-César, le vase consacré à cet usage était une carapace de tortue. Lorsque le père lavait lui-même l'enfant c'était la preuve d'un amour sans bornes.

La sage-femme devait donner ses soins à l'accouchée et au nouveau-né pendant cinq jours, et se retirait ensuite ; puis l'enfant était confié aux soins de la nourrice, chargée de lui fournir son lait et de veiller sur lui pendant fort longtemps. — Un nouveau petit dieu, *Lallus*, présidait aux refrains monotones que chantait la nourrice pour endormir l'enfant.

Lorsque celui-ci était malade, la sage-femme était consultée : la médication consistait à mettre en œuvre certaines pratiques superstitieuses, à appliquer des amulettes sur le corps de l'enfant ; pour rendre l'action de ces moyens plus efficace, on offrait des sacrifices à Junon-Lucine, ainsi qu'à Castor et Pollux.

Ajoutons enfin, pour terminer ce qui a rapport à ces cérémonies, que le troisième jour après l'accouchement chez les Romains, et le cinquième jour chez les Grecs, on suspendait une couronne au-dessus de la porte de la maison. A Athènes, on plaçait aussi une couronne d'olivier pour annoncer la naissance d'un garçon, une couronne de laine pour celle d'une fille ; à Rome, ces couronnes étaient faites avec du laurier, du lierre, de l'ache et des herbes odorantes. Le huitième jour pour les filles, le neuvième pour les garçons (*lustrici dies*, Festus) on donnait un nom à l'enfant, en ayant soin de choisir un nom décent, parce que l'on punissait plus tard celui qui avait un nom inconvenant (*qui turpius nomen possideret*). Enfin, le troisième jour après que l'enfant était nommé, on le faisait inscrire auprès du préfet du trésor en indiquant les noms, prénoms et surnoms ; on inscrivait en même temps la date de la naissance, et les consuls qui étaient en fonction pendant cette année.

Jusqu'ici nous n'avons parlé que de la pratique des accouchements, mais il y a lieu de penser que les femmes s'occupaient aussi du traitement des maladies comme semble l'indiquer l'expression de *medicæ* qui est employée par plusieurs auteurs et notamment par les jurisconsultes :

Quoties de mulieris prægnatione dubitatur, quinque obstetrices, id est medicæ, ventrem jubentur inspicere (1).

« Toutes les fois qu'il y a doute sur la grossesse, cinq accoucheuses, c'est-à-dire cinq femmes exerçant

____

(1) Anianus, *Ad J. Paulum*. — Ulpien, liv. I.

la médecine, sont chargées de faire les constatations nécessaires. »

Nous pouvons compléter ce texte par celui de Julius Paulus :

Si mulier se ex viro prægnantem negat, permittitur marito ventrem inspicere, et ventri custodes dare. — Venter inspicitur per quinque obstetrices, et quod maxima pars eorum denuntiaverit pro vero habetur (1).

L'expression *medicæ* est également employée par Martial dans une épigramme très connue, où il parle d'une femme hystérique, et il fait allusion à un mode de traitement assez singulier et qui, à plusieurs reprises, a attiré l'attention des médecins :

> Hystericam vetulo se dixerat esse marito,
>   Et queritur futui Leda necesse sibi.
> Sed flens atque gemens tanti negat esse salutem
>   Seque refert potius proposuisse mori.
> Vir rogat ut vivat, viriles nec deserat annos,
>   Et fieri, quod jam non facit ipse, sinit :
> Protinus accedunt medici, medicæque recedunt,
>   Tollunturque pedes. O medicina gravis (2)!

« Léda, qui est hystérique, se plaint d'être mariée à un homme trop vieux pour satisfaire aux exigences de son tempérament ; elle gémit, elle pleure en désespérant de sa guérison, et la mort lui semble préfé-

(1) Julius Paulus, liv. II, tit. 24, *De pueris agnoscendis.*
(2) Martial, liv. XI, ép. 72.

rable à son triste sort. Son mari la prie de vivre, de ne pas renoncer aux riantes années de sa jeunesse, et il permet que d'autres soient appelés à suppléer à son impuissance ; en conséquence, les femmes *medicæ* se retirent ; les médecins les remplacent, et...... »

Nous trouvons sur les sages-femmes romaines en particulier encore moins de détails que pour celles de la Grèce, ce qui nous réduit à ne pouvoir citer que leurs noms : Fabulla Lybica ou Livia, citée par Galien; Victoria, Salviana ou Salvina, Leoparda, citées par Th. Priscianus ; Africana, qui paraît être désignée par un surnom plutôt que par son véritable nom ; Scribonius Largus avait acheté d'elle le secret d'un médicament contre la colique. Trois inscriptions trouvées à diverses époques en Italie ont fait connaître les noms de Sentia Elis, de Julia Sabina et de Secunda. Antonia, affranchie d'Auguste, fut la sage-femme d'Agrippine.

Saint Jérôme rapporte qu'une dame romaine, du nom de Fabiola, qui vivait dans le IVe siècle après J.-C., fonda un hôpital dans lequel elle soignait elle-même ses malades ; il ne semble pas toutefois qu'elle ait pris des mesures pour que cet établissement persistât après sa mort.

Nous avons déjà cité quelques formules qui ont été indiquées par des sages-femmes ; mais il en existe un grand nombre d'autres beaucoup plus curieuses qui ont été conservées par Pline : on y trouve de quoi satisfaire à toutes les indications relatives à la génération. Nous nous bornerons à citer quelques-unes des plus bizarres ; elles sont toutes empruntées à Pline :

On trouvera difficilement quelque chose de plus malfaisant que le sang menstruel. Pendant l'écoulement, la femme fait aigrir le vin doux, elle frappe les plantes de stérilité, fait tomber les fruits des arbres, ternit l'éclat de la pourpre et le poli des miroirs, attaque l'acier et l'ivoire, chasse les abeilles de leurs ruches ; les cavales avortent, le fil du rasoir s'émousse dans la main du barbier ; si une femme en cet état fait le tour d'un champ, on voit tomber les chenilles et les insectes nuisibles : ce procédé a été appliqué en Cappadoce où les femmes parcourent les campagnes dans ce but avec leurs vêtements retroussés (*retectis suprà clunes vestibus*). Le sang menstruel incinéré n'épargne même pas les femmes ; cette cendre provoque l'avortement chez une femme enceinte qu'on en frotte ou seulement qui passe par-dessus. Laïs et Elephantis ont écrit à ce sujet des choses tout à fait contradictoires, car l'une assure que la fécondité est procurée par les mêmes moyens que l'autre indique pour rendre une femme stérile ; le meilleur est de n'en rien croire. D'après Laïs et Salpé, la morsure des

chiens enragés et les fièvres tierces et quartes sont
guéries avec de la laine de bélier noir imbibée de sang
menstruel et renfermée dans un bracelet d'argent. La
sage-femme Sotira dit qu'un moyen très efficace de
guérir les fièvres tierces et quartes est d'en frotter
la plante des pieds du malade, ce qui est d'un effet
encore bien plus sûr si l'opération est faite par la
femme elle-même à l'insu du malade. (Pline, liv. vii
et xxviii.)

Ces préjugés, ces erreurs sur le sang menstruel se
retrouvent encore dans d'autres auteurs anciens; on
les voit encore reproduits en grande partie dans les
ouvrages de Paracelse, et aujourd'hui encore un des
chirurgiens les plus éminents de Paris, qui a écrit
sur les accouchements, ne semble pas très éloigné
d'en admettre une bonne partie comme l'expression
de la vérité.

V.

Nous avons déjà recueilli ce qui est relatif à l'histoire des sages-femmes chez les Grecs et les Romains;
il nous reste, pour ce qui a rapport à l'exercice de la
médecine par les femmes dans les temps anciens, à
signaler seulement quelques renseignements relatifs
à d'autres peuples, les Hébreux, les Égyptiens, les
Arabes.

C'est dans la Bible seulement que nous trouvons quelques passages où il est question des sages-femmes, à propos de l'accouchement de Rachel et de celui de Thamar.

« Après qu'il fut parti de ce lieu-là (Béthel), il vint au printemps sur le chemin qui mène à Ephrata, où Rachel étant en travail et ayant grande peine à accoucher, elle se trouva en péril de sa vie. La sage-femme (*obstetrix*) lui dit : Ne craignez rien ; car vous aurez encore ce fils-ci. Mais Rachel, qui sentait que la violence de son mal la faisait mourir, étant près d'expirer, nomma son fils Benoni, c'est-à-dire le fils de ma douleur.... Rachel mourut donc, et elle fut ensevelie dans le chemin qui conduit à la ville d'Ephrata, appelée Bethléhem (1). »

« Comme elle (Thamar) fut sur le point d'accoucher, il parut qu'il y avait deux jumeaux dans son sein ; et lorsque les deux enfants étaient près de sortir, l'un d'eux passa sa main, à laquelle la sage-femme lia un ruban d'écarlate, en disant : Celui-ci sortira le premier. Mais cet enfant ayant retiré sa main, l'autre sortit. Alors la sage-femme dit : Pourquoi

(1) Bible, édition J.-F. d'Allioli, Paris, 1855, 4 vol. in-8 : *Genèse*, ch. XXXV, versets 16-19.

avez-vous rompu le mur (les membranes)? C'est pourquoi il fut nommé Pharès (1). »

Le nom de deux sages-femmes juives a été conservé avec le récit d'un événement important :

« Le roi d'Égypte parla aussi aux sages-femmes qui accouchaient les femmes des Hébreux, dont l'une se nommait Séphora, l'autre Phua, et il leur fit ce commandement : Quand vous accoucherez les femmes des Hébreux, au moment où l'enfant sortira, si c'est un mâle, tuez-le; si c'est une fille, laissez-la vivre. Mais les sages-femmes furent touchées de la crainte de Dieu et ne firent point ce que le roi d'Égypte leur avait commandé, mais elles conservèrent les enfants mâles. Le roi, les ayant donc fait venir, leur dit : Quel a été votre dessein, lorsque vous avez épargné ainsi les enfants mâles? Elles lui répondirent : Les femmes des Hébreux ne sont pas comme celles d'Égypte; car elles savent elles-mêmes comment il faut accoucher, et avant que nous soyons venues les trouver, elles sont déjà accouchées. Dieu fit donc du bien à ces sages-femmes, et le peuple s'accrut et se fortifia extraordinairement (2). »

Chez les Arabes, les femmes se livraient à la pratique des accouchements; mais elles étaient en outre

(1) *Genèse*, ch. XXXIX, versets 27, 28 et 29.
(2) *Exode*, ch. I, versets 15–20.

appelées à traiter les maladies qui se présentaient chez les personnes de leur sexe. Cela résulte manifestement du passage suivant, emprunté à la chirurgie d'Albucasis. A propos du traitement des calculs urinaires chez les femmes, il dit :

« Si, par nécessité, vous êtes appelé pour cette maladie, il vous faudra choisir une femme habile qui exerce la médecine (*mulierem medicam præstantem*); elles sont très rares; aussi, si vous ne pouvez en trouver une telle, vous chercherez un médecin pudique et habile, il sera accompagné d'une sage-femme (*mulier obstetrix*) connaissant ce qui a rapport à la santé des femmes, ou d'une autre personne du sexe féminin que vous aurez initiée à quelques secrets de votre art. Vous serez assisté par elle, et vous lui recommanderez de faire tout ce que vous aurez à prescrire, à commencer par la recherche du calcul (1). » (Suivent les détails de l'opération à pratiquer.)

Ce texte est très concluant. On voit qu'il existait deux ordres de femmes : celles qui exerçaient la médecine en général (*mulier medica*), et celles qui se livraient à la pratique des accouchements (*mulier obstetrix*); enfin la présence d'une femme était indispensable lorsque l'on devait opérer une personne de

____

(1) Albucasis, *De chirurgia*, édition Channing, in-4, Oxonii, 1778, liv. II, sect. 64, *De extractione calculi ex mulieribus*.

son sexe, puisque l'auteur arabe recommande de prendre, faute d'autre, une femme que l'on instruira spécialement pour cette circonstance.

Dans la partie de son traité qui a rapport aux accouchements et aux maladies des femmes, Albucasis semble s'adresser presque exclusivement aux femmes *medicæ*; si le médecin est appelé, ce n'est encore que concurremment avec une sage-femme, et il indique quel doit être son rôle : *Tum ad dextrum latus sedere facias obstetricem :* « Vous ferez placer la sage-femme du côté droit de la malade. » Il s'agit, dans ce cas, de l'extraction des tumeurs utérines (1).

Plus loin encore, le chirurgien arabe indique ce que la sage-femme aura à faire dans les cas de fracture du pubis (2); de même pour les maladies des enfants, il donne des conseils à la sage-femme, particulièrement lorsque l'enfant naîtra avec une imperforation de l'anus (3).

Avicenne, au contraire, parle à peine des sages-femmes, même à propos des accouchements et des affections utérines; il indique seulement ce qu'elle aura à faire pour l'extraction d'un fœtus mort (4).

---

(1) Albucasis, lib. II, sect. 74.
(2) Albucasis, lib. III, sect. 18, *De fractura pudendi muliebri.*
(3) Albucasis, lib. II, sect. 79, *De ano non perforato.*
(4) Avicenne, *Canon*, lib. III, fen. XXI, tract. II, ch. 28.

Nous ne trouvons aucun détail pour ce qui est relatif à l'intervention des femmes dans l'exercice de la médecine chez les Égyptiens. Il est probable cependant qu'il devait en être de même chez eux que chez les Hébreux et les Arabes, puisque ces deux derniers peuples, les Arabes surtout, avaient emprunté à l'Égypte un grand nombre de leurs institutions, ainsi que le témoignent les historiens qui ont écrit sur les mœurs et coutumes des Égyptiens, notamment Hérodote, Strabon, Diodore de Sicile. Le premier de ces auteurs indique seulement qu'en Égypte, les diverses maladies étaient traitées par des médecins spéciaux, les uns pour les maladies des yeux, d'autres pour celles des dents, d'autres encore pour les maladies de l'abdomen et les parties voisines, etc. (1); malheureusement l'auteur s'arrête sans indiquer si pour les accouchements il existait des hommes et des femmes chargées d'exercer cette branche de l'art médical.

Chez les Égyptiens, nous trouvons, comme chez les Grecs et chez les Romains, des déesses qui président à la santé : c'est la déesse Isis qui préside à tout, sous des noms très multipliés, qui lui ont valu le surnom de *Dea myrionyma*, la déesse aux dix mille noms. Ce fut elle qui enseigna l'art de cultiver les

(1) Hérodote, liv. II, ch. 84.

céréales, de labourer, de fabriquer des instruments avec les métaux, etc. Diodore de Sicile raconte quelle influence on lui accordait pour ce qui est relatif à la médecine. Voici à peu près le texte de cet historien :

Les Égyptiens racontent qu'Isis découvrit beaucoup de médicaments utiles pour la guérison des maladies, et qu'elle fut très instruite en médecine. Aussi elle fut immortalisée, et alors elle présidait encore à la santé ; elle manifestait sa présence pendant le sommeil à ceux qui l'avaient invoquée, et elle leur donnait des conseils. Elle indiquait également, pendant le sommeil, des remèdes utiles pour la guérison des maladies. Beaucoup de malades dont les médecins avaient désespéré, à cause de la gravité de leur mal, furent guéris par elle; elle rétablit complètement dans leur premier état de santé des individus qui étaient aveugles, ou qui avaient été mutilés. Elle avait trouvé un médicament qui donnait l'immortalité, avec lequel elle rappela à la vie Horus, son fils, qui avait été noyé, et non-seulement elle lui rendit l'existence, mais elle le fit participer à son immortalité (1).

Chez les Romains, Isis était regardée comme présidant au libertinage, *præfecta lenonum et me-*

(1) Diodore de Sicile, liv. I, ch. 25.

retricum dicebatur. Juvénal lui donne le nom de *lena* (1).

Il est probable que chez les Égyptiens, comme chez les peuples dont nous venons de parler, les femmes, à l'exemple de la déesse Isis, intervenaient dans l'exercice de la médecine ; elles étaient au moins admises à faire les accouchements, et elles devaient être fort occupées rien que par cette spécialité, car les Égyptiennes passaient pour être très fécondes, ce que Trogus Pompéius attribue à l'usage des eaux du Nil, et il ajoute que des femmes pouvaient mettre au monde jusqu'à sept enfants en une seule fois.

VI.

LES SAGES-FEMMES DANS LES TEMPS MODERNES. — TROTULA. — PERRETTE, VENTRIERE JURÉE, ACCUSÉE DE SORCELLERIE. — LOUISE BOURGEOIS, SA VIE, SES OUVRAGES.

Nous allons arriver, à peu près sans transition, des temps les plus anciens à une époque relativement assez rapprochée de nous. On ne trouve que de loin quelques renseignements fort vagues sur les sages-femmes ; il en est question accidentellement à propos de l'accouchement de quelques reines ou princesses :

(1) Juvénal, sat. VI, v. 489. — Voy. Ovide, *Les Amours*, liv. II, élég. II, v. 25. — Juvénal, sat. IX, v. 22.

c'est ainsi, par exemple, qu'Ammien Marcellin raconte qu'Eusébie, femme de Constance, jalouse de la fécondité d'Hélène, sa belle-sœur, femme de Julien l'Apostat, gagna la sage-femme pour qu'elle fît mourir un enfant à sa naissance en coupant le cordon ombilical trop court.

Pendant un long espace de temps, pendant tout le moyen âge, les sciences furent négligées, et l'on n'a que des indications rares, souvent contestables, sur ceux qui les ont cultivées. La médecine se trouve aussi dans ce cas ; les chirurgiens de cette époque sont à peine connus de nom ; quant aux sages-femmes, il n'y a rien qui en fasse soupçonner l'existence. Néanmoins il est fort probable que, sous ce rapport, les choses restèrent dans le même état qu'autrefois, et que les sages-femmes furent toujours en possession d'une grande partie de la pratique des accouchements.

Nous devons cependant mentionner une sage-femme du xiii⁰ siècle, connue sous le nom de Trotula. Elle a laissé un livre intitulé « *De mulierum passionibus ante, in et post partum* » ; mais on a élevé quelques contestations au sujet de cet ouvrage : ainsi plusieurs bibliographes ont voulu l'attribuer à Éros, médecin et affranchi de Julie, fille d'Auguste ; d'autres en ont fait honneur à un médecin de même nom qui aurait vécu à Salerne, comme Trotula, mais au commencement du xi° siècle. Ces opinions paraissent devoir être rejetées par les considérations suivantes, dans l'ouvrage en question, Galien est cité, ainsi qu'un médecin nommé Cophon, qui vivait au commencement du xi° siècle. Il est encore une autre raison que l'on peut opposer en même temps aux deux opinions émises plus haut : c'est que le style de cet ouvrage, loin d'être celui de l'époque d'Auguste, n'est même pas celui du xi° siècle; une transformation très grande avait eu lieu dans la langue latine du xi° au xiii° siècle.

M. Delacoux, qui a écrit une *Biographie des sages-femmes célèbres*, à laquelle nous aurons occasion de faire plusieurs emprunts, n'hésite pas à admettre que le traité *De mulierum passionibus* est dû à la sage-femme de Salerne, et il ajoute quelques mots sur le caractère de cet ouvrage : « L'examen grammatical et médical de ce livre, même la facture de l'ouvrage entier, tout y est empreint d'un esprit féminin. La négligence du style, les formules bizarres qu'il contient, la manière dont les choses y sont présentées, prouvent suffisamment que l'auteur était initié à une foule de petits secrets que les femmes se communiquent à elles seules (1). » Il semble donc, d'après

(1) A. Delacoux, *Biographie des sages-femmes célèbres*. Paris, 1834, in-4. Trinquart, éditeur.

ce qui précède, que l'on doive attribuer à une sage-
femme, à Trotula, l'ouvrage sur les maladies des
femmes. Dans la *Biographie médicale* de Bayle,
nous trouvons la mention d'un autre opuscule de
Trotula : « M. Bandini, qui a publié à Florence, en
1776, le troisième tome du catalogue des manuscrits
latins de la bibliothèque Médicis, cite un ouvrage de
Trotula sous le titre : *In utilitatem mulierum et pro
decoratione earum, scilicet de facie et vulva earum.* »

La plus ancienne sage-femme de France sur laquelle nous trouvions quelques renseignements est
Perrette, sage-femme ou ventrière jurée ; elle vivait à la fin du XIVe siècle et au commencement
du XVe. On ne sait à quelle époque furent créées les
sages-femmes jurées ; les lois ou règlements relatifs à ce sujet ont été perdus ou n'ont pu encore
être retrouvés.

Perrette, femme de Thomas (de Rouen), est née
vers 1360 ; elle mourut à Paris en 1411. Ce que l'on
sait sur cette sage-femme est tiré d'une lettre de
grâce de Charles VI, accordée à l'occasion d'une
accusation de sortilége qui avait été portée contre
Perrette, dans les circonstances suivantes :

Perrette reçut la visite d'une femme nommée la
Boudière, qu'elle avait assistée dans trois accouchements : cette femme, qui ne l'avait pas payée,

venait alors lui proposer de lui donner ce qu'elle lui devait, à condition qu'on lui livrerait le corps d'un enfant mort-né. Perrette refusa d'abord; alors la Boudière lui déclara que cet enfant mort-né devait servir à la guérison d'un seigneur atteint de la lèpre, « qui la feroit si riche femme, que jamaiz elle n'au- » roit mestier de recevoir des enfans. » Perrette finit par consentir, et en parla à une autre ventrière nommée Katerine la Petionne (petite). Celle-ci finit par apporter à Perrette un cadavre d'enfant mort-né qui devait être remis à la Boudière ; mais elles se ravisèrent, et allèrent enterrer l'enfant dans les champs.

Mais la Boudière revint obséder Perrette de ses demandes, et la décida à se rendre auprès du sei- gneur. Celui-ci « pria et requist la dicte Perrette qu'elle voulust bailler le dict enfant, et lui jura et affirma que ce n'estoit pour aucun mal faire, mais seulement lui mectroit-on un peu d'oignement (d'on- guent) en la main, et lui en feroit-on oindre le vi- sage du seigneur qui estoit mesel (lépreux), et par ce sa raffle lui charroit (sa croûte tomberait) de son visage, et tantost après ilz rendroient et restituroient à la dicte Perrette le dict enfant pour icellui enterrer. » Les choses furent ainsi faites ; mais cela vint à être connu par la justice, et Perrette, après avoir été emprisonnée pendant sept semaines environ, fut condamnée, ainsi que Katherine, a être tournée au pilori et privée de son titre de ventrière. La première partie de la sentence fut exécutée, mais une grâce spéciale de Charles VI autorisa Perrette à continuer l'exercice de sa profession.

Il est dit, dans la pièce que nous avons citée, que cette grâce fut accordée à Perrette, parce qu'elle avait, par sa loyauté, diligence et industrie, acquis l'amour et la faveur de plusieurs nobles femmes, bourgeoises et autres; parce que son service, office ou industrie est bien nécessaire à la chose publique, et que plusieurs femmes qui ont beaucoup de confiance en sa science et diligence, la font réclamer et requérir chaque jour.

Cette lettre de grâce, qui est citée par M. Delacoux, porte la date du 17 mai 1408. Perrette, qui à cette époque exerçait depuis vingt ans et plus, mourut en 1411, rue Aubribouché; elle fut inhumée aux Charniers, suivant la chronique de la paroisse Saint Jacques la Boucherie.

En arrivant au xvie siècle, nous commençons à trouver plus de détails sur les sages-femmes. On apprend qu'alors elles faisaient presque tous les accouchements, surtout ceux qui étaient faciles, et elles n'appelaient les médecins ou chirurgiens que lorsqu'elles éprouvaient des difficultés. Il ne semble pas

qu'à cette époque des mesures aient été établies pour
instruire les sages-femmes, leur donner régulièrement le droit d'exercer, etc.

Nous retrouverons quelques indications sur ce
sujet en nous occupant de Louise Bourgeois, une
des sages-femmes les plus célèbres. Elle a laissé plusieurs ouvrages sur l'art des accouchements ; le plus
important est intitulé « *Observations diuerses sur la
stérilité, perte de fruict, fécondité, accouchemens et maladies des femmes et enfans nouveaux nais* », formant
un volume in-8°. Ce livre a été publié en 1609 ; on
trouve en tête un portrait de la reine Marie de Médicis, à qui il est dédié, et un portrait de Louise Bourgeois, au-dessous duquel sont inscrits ces vers, si-
gnés S. Hacquin :

En ce parfait tableau le défaut de peinture
Se congnoist aujourd'hui clairement à nos yeux,
Pour ce qu'on n'y peut veoir que du corps la figure,
Non l'esprit admiré pour chef-d'œuvre des cieux.

Au bas du portrait de l'accoucheuse on trouve cette
indication : *âgée de quarante-cinq ans*. Dans cet ouvrage, il y a un chapitre intitulé « *Comment j'ay ap-
prins l'art de sage-femme* » qui nous fournit plusieurs indications sur la vie de l'auteur.

Louise Bourgeois, née à Paris en 1563, se maria
de bonne heure avec un chirurgien de Tours nommé

Boursier; peu de temps après leur mariage, ils furent ruinés à la suite des événements politiques de cette époque, et Louise Bourgeois dut travailler de ses mains pour venir en aide à sa famille : « Ie me mis (pour en me diuertissant gaigner quelque chose) à trauailler en plusieurs sortes d'ouurages, comme petit poinct, petit mestier, broderie en iarretières, avec filles voisines du lieu ou nous estions. »

Plus loin, Louise Bourgeois nous apprend comment elle fut amenée à se faire sage-femme : « Une honneste femme qui m'auoit accouchée de mes enfans, qui m'aymoit, me persuada d'apprendre à estre sage-femme, et que si elle eust sçeu lire et escrire comme moy, qu'elle eust faict des merueilles; que le cœur luy disoit que si ie l'entreprenois ie serois en peu de temps la première de mon estat; que mon mary, qui auoit demeuré vingt ans en la maison de feu maistre Ambroise Paré, premier chirurgien du roy, me pourroit beaucoup apprendre. Ie ne m'y pouvois résoudre quand ie pensois à porter des enfans au baptesme : en fin, la crainte que j'eus de voir de la nécessité à mes enfans me le fit faire. Ie me mis à estudier dans Paré, et m'offris à accoucher la femme de nostre crocheteur, et l'accouchis d'un filz qui estoit rouy par tout le corps, d'autant qu'il y auoit auec luy un demy seau d'eau. I'auois leu et retenu qu'il ne faut pas laisser dormir une femme qui vient d'accoucher, de peur qu'une foiblesse ne l'emporte à cause de l'évacuation. Ie demeure seule, comme ie remuois l'enfant, ie parlois quelquefois à elle, une fois elle ne me respondit point, ie mis l'enfant sur un oreiller à terre et courus à elle que je trouuois esuanoüye ; ie cherchay du vin aigre et de l'eau, et la fis reuenir à bonne heure.

» De petites gens à autres, ie fus employée grandement ; il y auoit force de peuple retiré dans des colléges, entre autres au collége de Bourgogne, près les Cordeliers, où il y auoit grand nombre de mesnages. Le premier enfant que ie portay baptizer à Saint-Cosme, il me sembloit que les murailles des Cordeliers me regardoient. Ie practiquay enuiron cinq ans auec pauures et médiocres, au bout desquels ie me fis receuoir iurée à Paris. Il doit y avoir à la réception d'une sage-femme un médecin, deux chirurgiens et deux sages-femmes : ainsi que l'on m'enuoya uoir les deux sages-femmes qui estoyent la dame Dupuis et la dame Péronne, elles me donnèrent iour pour les aller trouuer ensemble ; elles m'interrogèrent de quelle vacation étoit mon mary, ce que sçachant elles ne vouloient pas me recevoir, au moins madame Dupuis qui disait à l'autre : Pardieu, ma compagne, le cœur ne me dit rien de bon pour nous, puisqu'elle est femme d'un surgeau, elle s'entendra avec ces médecins comme coupeurs de bources en foire ; il ne nous faut recevoir que des femmes d'artisans qui n'entendent rien à nos affaires ; elle me disoit que mon mary me deuoit nourrir sans rien faire, et que si ie faisois autrement, il me faudroit brusler pour faire de la cendre aux autres. Elles me tinrent en telles longueurs et auec tant de sots propos qu'un bel enfant que ie nourrissais en mourut de l'ennuy que sur tout la Dupuis me donna. Ie dis cela pour faire voir comment Dieu sçait venger ceux à qui l'on fait du mal lorsqu'ils y pensent le moins : cela se dira en son lieu, ayant été receuë de tout le reste ; elle fut contraint de me receuoir à grand regret. »

La prédiction de la vieille sage-femme devait se réaliser. Louise Bourgeois arriva à être la première sage-femme de son temps ; ses succès lui valurent la confiance des femmes influentes : aussi, lorsque la reine Marie de Médicis devint enceinte et dut faire choix d'une sage-femme, ce fut Louise Bourgeois qui l'emporta de préférence à la Dupuis.

Louise Bourgeois a laissé un livre où elle raconte comment elle arriva à être nommée sage-femme de la reine ; elle rend compte également *« de la naissance de messeigneurs et dames les enfans de France, avec les particularitez qui y ont esté et pouvoient estre remarquées.* » Ce récit, dont la lecture est fort attrayante, a été reproduit en grande partie dans un article fort intéressant que M. Malgaigne a consacré à l'histoire de Louise Bourgeois (1). « Le récit qu'elle nous a laissé des premières couches de Marie de Médicis est un des plus curieux tableaux d'histoire; on peut le placer, pour l'intérêt, à côté de la narration du siége de Metz, par A. Paré. Henri IV n'a peut-être jamais été si bien peint dans son intérieur et comme en déshabillé. »

La position de Louise auprès de Marie de Médicis n'était pas une sinécure ; elle accoucha la reine de six enfants en neuf ans. Elle recevait par chaque accouchement cinq cents écus quand c'était un fils, trois cents pour une fille ; elle restait pendant deux mois auprès de la reine pour chaque accouchement. Au sixième, la reine demanda pour sa sage-femme une pension de six cents écus, mais Henri IV ne voulut en accorder que trois cents.

Louise Bourgeois eut plusieurs enfants, entre autres une fille qui embrassa la même profession qu'elle, et dont elle dirigea l'éducation ; elle l'envoya à l'Hôtel-Dieu, dont la sage-femme en chef était une de ses amies. Celle-ci aida la jeune fille de ses conseils, lui signala tous les cas particuliers qui se présentaient, et lui fit faire des accouchements : « Elle en a veu accoucher un grand nombre et en a accou-

____

(1) *Revue médico-chirurgicale*, 1848, t. III, p. 313 et 375.

ché plus de cinquante avant d'avoir quinze ans accomplis. » Plus tard, Louise Bourgeois écrivit sous le titre d'*Instruction à ma fille*, un livre qui contient des préceptes très sages et très dignes relatifs à l'exercice de la profession :

« Apprenez iusques au dernier iour de vostre vie…; il vous sera aisé en vous peinant un petit, tout ce que je sçay vous est acquis sans peine : ne le négligez pas : faites profiter le talent que ie vous laisse, et faites que l'on die de vous que vous êtes plus capable que n'a iamais esté vostre mère… Il ne faut que vous adhériez à une seule méchanceté, comme font les damnées qui donnent les remèdes pour faire avorter. Ce n'est pas assez de refuser d'enseigner ny de donner remède, mais vous êtes tenue de vous deffier et prendre garde de vous laisser tromper par des cauteleuses personnes qui finement vous proposeront des maladies de filles ou de femmes qu'ils diront fort honnestes.

» Lorsque vous serez appelée pour aller à une maison, informez-vous soigneusement quels gens ce sont et s'ils sont de bonne renommée ; fussent-ils les plus pauvres du monde, servez-les de même affection que si vous deviez recevoir grande récompense, et vous gardez bien, si vous y reconnoissez de la pauvreté, d'en prendre un denier, car à une pauure personne peu est beaucoup ; donnez-leur plutost

que de prendre, Dieu vous le rendra avec grand inté-
rest, et rendez grâces à Dieu de quoy en ce jour-là il
vous a fait cette grâce, il vous a esliie pour le servir
en ses membres. »

Il paraît que du temps de Louise Bourgeois il
existait déjà de ces maisons d'accouchement dont
nous avons parlé précédemment, véritables repaires
pour l'avortement et la prostitution : la célèbre sage-
femme signale le fait en nommant les choses par leur
véritable nom : « Ne recevez en vostre vie fille ny
femme pour accoucher en vostre maison, Je vous le
recommande : c'est un maquerellage revestu de quelque couleur que l'on approprie à charité, et même
que l'on veut faire croire que vostre art vous y oblige,
ce qui n'est point. »

Un autre passage de cette instruction nous apprend que plusieurs membres de la famille exerçaient
la médecine : « Vous estes enfant de famille : un
docteur en médecine est mary de vostre sœur, vostre
mary fait son cours pour l'estre ; un de vos frères est
pharmacien, vostre père est chirurgien, et moy sage-
femme. » Malgré ces antécédents, malgré l'éducation
qui lui fut donnée par sa mère, il ne semble pas que
la fille de Louise Bourgeois ait acquis quelque célébrité ; son nom n'est même pas parvenu jusqu'à
nous.

Le principal ouvrage de Louise Bourgeois, celui que

nous avons déjà cité plus haut, contient des préceptes relatifs aux accouchements difficiles, aux maladies des femmes et des enfants; on remarque particulièrement le chapitre sur les hémorrhagies utérines qui tiennent à l'insertion vicieuse du placenta : chapitre V : « *Qu'il y a un accident où il faut promptement accoucher une femme à quelque terme que ce soit pour conserver sa vie.* » A la fin de ce recueil, on trouve plusieurs observations intéressantes, entre autres celles d'un calcul vésical dont elle fit l'extraction avec succès. Elle cite également l'observation d'une *petite fille qui n'avait point de siége;* c'était un de ces cas assez rares dans lesquels la partie inférieure du rectum manque, et ce conduit va s'ouvrir dans le vagin à une certaine profondeur. Aucune opération ne fut faite. Louise Bourgeois ajoute comme conclusion philosophique : « Si toutes celles qui se plaisent à débaucher les hommes mariés estoient ainsi faites, les hommes se distrairoient promptement de tel amour pour aymer parfaictement leurs femmes. »

Il nous reste encore à mentionner le dernier ouvrage de Louise Bourgeois : c'est le *Recueil des secrets de Louyse Bourgeois,* publié en 1635. A cette époque, la célèbre sage-femme avait soixante-douze ans; elle semblait disposée à ne plus rien publier, mais un libraire la pressa de publier ses formules et ses secrets : après quelque hésitation, Louise consentit et livra le manuscrit. M. Malgaigne porte le jugement suivant sur cet ouvrage : « C'est bien la plus pitoyable rapsodie qu'il soit possible d'imaginer; le fameux emplâtre pour retenir l'enfant y est, et la postérité eût pu s'en passer sans grande perte. Il y a du reste des secrets pour toutes choses, pour le mal caduc et pour les cors aux pieds, pour ôter les punaises et dissoudre le corail. Il n'y a pas de bonne femme qui, à soixante-douze ans, ne pût produire un manuscrit de pareille force. » Ce jugement est aussi juste que sévère, et l'on ne retrouve plus là aucune qualité des autres ouvages; c'est un ramassis de formules baroques comme celles qui abondent dans Pline, dont le nom est du reste cité par cette accoucheuse.

On ne connaît pas l'époque de la mort de Louise Bourgeois.

VII.

L'HOTEL-DIEU DE PARIS. — AUTRES ÉCOLES D'ACCOUCHEMENTS. — MADAME DUCOUDRAY ET MADAME COUTENCEAU. — MADAME DUGÈS ET MADAME LACHAPELLE. — L'HOSPICE DE LA MATERNITÉ.

Au temps de Louise Bourgeois, les moyens d'instruction pour les sages-femmes étaient assez restreints; comme dans les temps anciens, beaucoup

d'entre elles étudiaient auprès de matrones jurées
auxquelles elles succédaient ensuite; il y avait, en
outre, une école d'accouchements à l'Hôtel-Dieu de
Paris, et cette école clinique était dirigée par une
sage-femme en chef; on connaît même les accoucheuses qui furent chargées de cet important service. Voici leurs noms avec la date de leur nomi-
nation :

1594, Jacqueline Fleury.

1601, Étiennette Imbault.

1608, Claude.

1614, Laffrade, veuve Frian-Ledoux.

1617, Goupil Genevièvre.

1629, Tiennette Janet.

1630, Jeanne Douilly.

1651, Marie De Laroche, veuve Moreau.

1660, Gayan, veuve Defrance.

1662, Debilly.

1663, Marguerite Dutertre, femme de Lamarche.

1686, Morlet.

1691, Descoux.

1693, Legouey.

1697, Henault-Langlois.

1714, mademoiselle Élisabeth Langlois, fille de la
 précédente.

1737, mademoiselle Edmée Gouet.

1725, mademoiselle Pourre.

1741, mademoiselle Violeau.

1764, madame Delaplace.

1775, madame Dugès.

L'Hôtel-Dieu a donc été la première école clinique d'accouchements qui ait été établie en France. Malheureusement, les conditions matérielles de cet établissement n'étaient pas très satisfaisantes; il y avait une foule d'obstacles qui empêchaient de remplir convenablement le but qu'on se proposait : un très petit nombre de sages-femmes était appelé à s'y instruire, et il ne semble pas que celles qui étaient appelées à le diriger fussent réellement capables. Les médecins et les chirurgiens, qui étaient chargés d'intervenir dans les cas difficiles, n'avaient même pas le droit d'assister aux accouchements ordinaires.

Plus tard on établit en outre des cours théoriques sur les accouchements spécialement pour les sages-femmes : ainsi La Peyronie, premier chirurgien de Louis XV, créa deux chaires d'accouchements, dont l'une était destinée à l'instruction des sages-femmes.

En 1737, on avait établi également à l'hôpital de Strasbourg une école d'accouchements pour former des élèves des deux sexes; à cette époque encore d'autres moyens d'instruction avaient été mis à la disposition des sages-femmes, mais encore dans des conditions telles qu'un petit nombre de personnes était appelé à en profiter. Nous allons voir quels étaient ces moyens, tout en nous occupant de madame le Boursier Ducoudray, qui se trouve fort intéressée dans cette question.

Angélique-Marguerite le Boursier Ducoudray, née à Clermont-Ferrand, en 1712, étudia d'abord à Paris, comme apprentie, chez la dame Bairsin, sage-femme renommée, praticienne habile et instruite, qui a laissé quelques mémoires sur les accouchements exceptionnels. Madame Ducoudray, après plusieurs années d'études, obtint ses grades à Saint-Côme, le 26 septembre 1739, et, par jugement de police du 21 février suivant, elle reçut le titre de sage-femme jurée.

Elle ne tarda pas à se faire remarquer par son instruction, et ses succès attirèrent sur elle l'attention de plusieurs personnages importants; elle acquit encore une plus grande célébrité, en faisant dans les provinces des cours pour l'instruction des sages-femmes.

M. de Tiers, haut et puissant seigneur d'une contrée de l'Auvergne, qui s'occupait singulièrement de la propagation de ses vassaux, témoin de la perte des enfants et de leurs mères qui périssaient en couches, conçut le dessein de faire instruire des sages-femmes pour remédier à ces dangers. Il choisit madame Ducoudray, la fit venir dans ses terres, et réunit chez lui des femmes qui paraissaient le plus intelligentes pour suivre les leçons. La sage-femme fit fabriquer des pièces artificielles et des mannequins pour la démonstration, et elle arriva à former des élèves assez habiles.

La renommée fit parvenir la connaissance de ces faits à la cour, laquelle se hâta d'encourager ladite dame par un brevet qui lui donnait la mission d'enseigner l'art des accouchements et de former des élèves par tout le royaume, sous les auspices de MM. les intendants qui en faisaient les frais.

Ces cours étaient suivis par quatre-vingts à cent élèves, et duraient environ trois mois. Madame Ducoudray fit ainsi des cours à Moulins, Besançon, Limoges, Poitiers, la Rochelle, Auch, Montauban, Grenoble, Châlons, Verdun, Lille, Neufchâteau en Lorraine, Amiens, Lille, Caen : elle forma plus de quatre mille élèves.

Pendant ces voyages dans les provinces, madame Ducoudray observa quelques cas montrant combien l'ignorance était grande relativement aux accouchements : ainsi, du côté de Besançon, elle fut appelée chez une pauvre paysanne, épuisée par un long travail ; on l'avait assise sur une chaise avec un billot sous les cuisses pour y couper avec des hachoirs tout ce qui paraissait au dehors d'un enfant vivant ; on marchait sur la tête et sur des morceaux de membres de cet enfant en entrant dans la chambre, et, pour tirer le reste du corps de l'enfant, on l'arrachait avec des crochets de cuiller à pot et celui d'une romaine tour à tour. Au moment où madame Ducoudray entra, la patiente succombait sous ces manœuvres brutales.

Elle a connu d'autres contrées dans lesquelles, pour toutes ressources, aussitôt que la tête de l'enfant était sortie, on lui attachait une corde au cou pour aider le passage des épaules, et souvent la tête suivait la corde sans que le reste pût franchir le passage.

Elle a de même vu une contrée dans le Poitou où toute la science des accoucheuses se réduisait à faire marcher la mère aussitôt que la tête de l'enfant était sortie, afin que le poids du corps fît sortir le reste.

Ces détails sont extraits d'une brochure intitulée : *Lettre d'un citoyen amateur du bien public à M***, pour servir de défense à la mission de la dame Ducoudray, qui forme des sayes-femmes par tout le royaume de la part du roi, attaquée dans un écrit public, etc.* (1).

L'écrit public dont il est ici question est d'Alphonse Leroy : « Il insinue que madame Ducoudray

______

(1) Cette lettre se trouve à la bibliothèque de la Faculté de Paris, dans les *Mélanges* in-8°, t. CCXXIX, n° 10. Elle a été publiée en 1777.

se flatte d'obtenir des ordres pour contraindre les chirurgiens d'assister à des cours. » On lit en réponse : « La dame Ducoudray n'a jamais pensé de commettre de pareilles violences ; elle se trouve, au contraire, très flattée lorsque MM. les médecins ou chirurgiens l'honorent de leur présence, comme partout ailleurs. »

Madame Ducoudray mourut en 1789. Elle avait demandé et obtenu pour plusieurs villes de province la fondation d'hospices de maternité : elle fit la même demande en 1786 pour la ville de Bordeaux ; mais cet établissement ne fut organisé qu'en 1794, sur une nouvelle demande de madame Coutenceau, nièce et élève de madame Ducoudray.

Marguerite Guillomance, née à Clermont-Ferrand en 1753, avait épousé un chirurgien nommé Coutenceau ; elle fut autorisée à faire des cours dans les provinces avec sa tante madame Ducoudray. C'est pendant cette mission qu'elle se maria à Bordeaux ; elle demanda alors, conjointement avec son mari, la fondation de la Maternité de cette ville, et tous deux furent chargés de la direction de cet établissement. Elle mourut à Paris, en 1825. Madame Coutenceau a publié un ouvrage élémentaire intitulé : *Instructions sommaires, théoriques et pratiques sur les accouchements, à l'usage des sages-femmes.*

Madame Ducoudray avait également publié un petit ouvrage destiné aux sages-femmes : *Abrégé de l'art des accouchements, dans lequel on donne les préceptes nécessaires pour le mettre en pratique, etc.* Paris, 1759, in-8.

Madame Dugès fut la dernière sage-femme en chef de l'Hôtel-Dieu de Paris; elle était fille de la dame Jonet, sage-femme jurée au Châtelet; elle fut la mère de madame Lachapelle et la grand'mère du professeur Dugès.

Elle était née en 1730; elle fut nommée, en 1775, sage-femme en chef de l'Hôtel-Dieu. Elle remplit ces fonctions avec beaucoup de zèle et d'activité; elle se fit remarquer par son courage au milieu des nombreuses épidémies qui ravageaient cet établissement. Les conditions matérielles de l'Hôtel-Dieu étaient alors très défectueuses : les femmes enceintes ou en couches étaient reçues dans une salle fort insalubre, très petite, où on les entassait; plusieurs femmes couchaient dans le même lit, et un pareil encombrement amenait fréquemment des épidémies très meurtrières.

Cet état déplorable persista jusqu'en 1794; on chercha alors à améliorer les conditions hygiéniques des salles d'accouchements, et l'on prit le parti de transférer le service dans un établissement plus sa-

lubre et mieux disposé. On jeta les yeux d'abord sur
le Val-de-Grâce, et l'on choisit définitivement la maison de Port-Royal, qui devint l'hospice de la Maternité. Madame Lachapelle, qui avait étudié sous les
yeux de sa mère et l'avait secondée dans l'exercice de
ses fonctions de l'Hôtel-Dieu, fut désignée pour l'organisation du nouvel établissement; madame Dugès
fut nommée sage-femme en chef de cet hôpital; elle
y mourut en 1797 : sa fille fut naturellement appelée
à lui succéder.

Madame Lachapelle (Marie-Louise Dugès) naquit
à Paris le 1er janvier 1769; elle était fille de Marie
Jonet, femme de Louis Dugès, officier de santé. Elle
se maria en 1792 avec M. Lachapelle, chirurgien
chargé du service à l'hôpital Saint-Louis. Celui-ci
mourut en 1795.

Nous avons vu que madame Lachapelle fut appelée à succéder à sa mère comme sage-femme en chef
de la Maternité; elle ne tarda pas à acquérir une
renommée européenne. Nous empruntons à l'ouvrage
de M. Delacoux l'appréciation des qualités qui distin-
guaient madame Lachapelle : « Comme institutrice,
personne ne réunit plus heureusement le savoir, la
méthode et la précision, qualité qui rendirent ses
leçons si fructueuses. Madame Lachapelle s'énonçait
d'une manière simple et facile, parcourait successi-

vement tous les points du sujet qu'elle avait annoncé, insistait plus ou moins suivant le degré d'importance de la question proposée... Aucun moyen d'instruction n'était négligé pour graver profondément les préceptes de l'art dans l'esprit de ses jeunes disciples... Si nous suivons madame Lachapelle dans sa pratique, nous aurons encore à louer ses attentions dans tous les cas, sa dextérité dans ceux qui nécessitent des manœuvres particulières. Tous ceux, juges dans cette matière, qui l'ont vue procéder, ont admiré sa dextérité, son adresse, et surtout la haute portée de son intelligence dans les circonstances graves et embarrassantes... Aussi considérée dans le monde que respectée et aimée dans son hospice, madame Lachapelle avait su gagner tous les cœurs par sa douceur et sa bonté; aussi ne la nommait-on partout que la *bonne madame Lachapelle*. Ses élèves étaient toujours sûres de trouver en elle aussi bien une amie qu'une institutrice patiente dans l'instruction jusqu'à la complaisance. Ces qualités, à la disposition de qui les réclamait, ne lui faisaient cependant rien perdre de son autorité, ni de sa grande influence. »

Madame Lachapelle mourut à l'âge de cinquante-trois ans, le 4 octobre 1821; elle souffrait depuis longtemps d'une maladie cruelle, un cancer de l'es-

tomae, dont elle cachait les progrès à ceux qui l'entouraient afin de pouvoir continuer ses travaux et ses
fonctions.

Cette habile sage-femme a laissé un ouvrage fort
important et très recherché encore de nos jours, *la
Pratique des accouchements* (3 vol. in-8, 1821-1825),
dont la publication a été terminée par les soins du
professeur Ant. Dugès, son neveu.

Madame Lachapelle a eu pour élève une homo-
nyme, mademoiselle Jeanne-Louise Lachapelle, qui
s'est distinguée dans l'art des accouchements. Elle
était née en 1789; elle fut enlevée par le choléra en
1832. Elle ne chercha pas à profiter de son nom
pour établir une erreur qui eût surtout été avanta-
geuse pour elle après la mort de la célèbre sage-
femme de la Maternité. Mais depuis, d'autres sages-
femmes, moins scrupuleuses, et qui n'ont rien de
commun avec l'habile et honorable sage-femme, —
pas même le nom! — ont su s'en emparer et en tirer
grand parti.

Madame Lachapelle fut remplacée, comme sage-
femme en chef de la Maternité, par madame Legrand, une de ses élèves. Celle-ci entra en fonctions
le 27 mai 1822; l'intérim depuis la mort de madame
Lachapelle avait été fait par madame Charrier, qui
succéda, le 1er janvier 1839, à madame Legrand,
obligée de se retirer pour raison de santé.

Madame Charrier conserva la direction de la Maternité pendant dix-neuf ans; elle mourut le 19 février 1858, à la suite d'une attaque d'hémorrhagie cérébrale. Elle fut remplacée par une des élèves les plus distinguées de cet établissement, madame Alliot, que de nombreuses qualités désignaient d'avance pour occuper cette position difficile.

VIII.

LES ÉCOLES D'ACCOUCHEMENTS; LEUR ORGANISATION. — LA MATERNITÉ. — LA CLINIQUE D'ACCOUCHEMENTS. — LÉGISLATION.

Nous avons cherché à indiquer, dans le cours de cette histoire, quels étaient les moyens d'instruction dont pouvaient disposer les sages-femmes à diverses époques; il nous reste à faire connaître l'organisation actuelle, elle est nettement établie d'après des lois et arrêtés.

Dans les trois Facultés, il est ouvert chaque année des cours d'accouchements où sont admises gratuitement toutes les femmes qui témoignent le dessein d'apprendre à exercer la profession d'accoucheuses. (*Ordonnance du 2 février* 1823.)

Outre l'instruction donnée dans les écoles de médecine, il est établi dans l'hospice le plus fréquenté de chaque département un cours annuel et gratuit d'accouchements, théorique et pratique, destiné particulièrement à l'instruction des sages-femmes. (*Loi du 10 mars* 1803.)

Il est ouvert à Paris, à l'hospice de la Maternité, une école d'accouchements destinée à former des sages-femmes pour tous les départements du royaume. (*Arrêté du ministre de l'intérieur*, 8 novembre 1810.)

Nous avons vu comment la Maternité succéda à l'Hôtel-Dieu comme hospice d'accouchements; mais ce ne fut que plus tard (1803) que l'on y établit une école d'accouchements, sur la demande de madame Boivin. Cette école reçut d'abord dix élèves envoyés par le département de l'Indre. Le cours d'études devait d'abord durer six mois, mais bientôt (1807) on dut en porter la durée à un an.

Aujourd'hui les élèves peuvent séjourner pendant deux ans à la Maternité; cependant celles qui, au bout de la première année, sont en état de subir les examens sont autorisées à se présenter pour ces épreuves. Pendant leur séjour, elles ont à suivre un cours complet d'accouchements fait par le chirurgien de l'hospice, un cours supplémentaire fait par l'interne en médecine attaché au service des femmes en couches. En outre, elles sont appelées à faire les accouchements ordinaires; elles assistent aux accouchements plus compliqués qui peuvent se présenter.

14

Dans cette étude clinique, elles sont dirigées et instruites par la sage-femme en chef.

Les élèves sages-femmes peuvent subir deux ordres d'examens :

1° Devant les jurys médicaux, où elles ont à répondre aux questions qui leur sont faites, en exécutant sur le mannequin les opérations les plus simples des accouchements, et en expliquant les accidents qui peuvent les précéder, les accompagner et les suivre, ainsi que les moyens d'y remédier.

Lorsqu'elles ont répondu d'une manière satisfaisante, il leur est délivré gratuitement un diplôme d'après lequel elles peuvent exercer, mais seulement dans le département où elles ont été examinées et reçues. (*Loi du* 10 *mars* 1803, et *arrêté du* 9 *juin* 1803.)

2° Devant trois professeurs d'une des Facultés de médecine, où elles sont soumises à deux examens, l'un sur la théorie, l'autre sur la pratique des accouchements, après avoir prouvé qu'elles ont suivi au moins deux des cours de l'école ou de l'hospice de la Maternité.

Les frais pour leur réception sont de 120 francs.

Les sages-femmes ainsi reçues peuvent s'établir dans tous les départements. (*Arrêté du* 9 *juin* 1803.)

Les élèves de la Maternité sont internées dans cet établissement; elles y sont logées, nourries et chauffées en commun ; elles ne peuvent sortir que six fois par an. Elles entrent à leurs frais ou aux frais du département qui les envoie.

Mais il y a en outre à Paris une deuxième école d'accouchements pour les sages-femmes, à l'hôpital des Cliniques ; mais l'organisation est fort différente de celle que nous avons indiquée pour l'hospice de la Maternité.

La durée des études est illimitée ; les élèves sont tenues de passer un jour par semaine, de dix heures du matin à huit heures du soir, dans le service des femmes en couches, et une nuit, de dix heures du soir à sept heures du matin, à la salle d'accouche-ments ; elles sont tenues de produire un certificat constatant qu'elles ont suivi le service pendant dix mois. Elles doivent suivre, en outre, un cours d'accouchements qui est fait pour elles pendant l'été, à l'hôpital des Cliniques, par un professeur agrégé de la Faculté.

Cette école d'accouchements pour les sages-femmes est établie dans la clinique d'accouchements de la Faculté de médecine ; elle a été organisée régulièrement il y a quelques années seulement ; elle est dirigée depuis sa fondation par madame Callé, ancienne élève de la Maternité.

Nous n'examinerons pas ici si les conditions d'instruction sont satisfaisantes dans ces deux établissements ; disons cependant qu'elles sont manifestement très défectueuses dans le second : mais nous préférons nous borner au rôle de narrateur, une discussion sur ce sujet nous entraînerait trop loin et serait sans aucune utilité.

Nous rappellerons, en terminant, quelques lois relatives aux sages-femmes spécialement.

Les sages-femmes ne pourront employer les instruments dans les cas d'accouchements laborieux, sans appeler un docteur, ou un médecin, ou un chirurgien anciennement reçu. (*Loi du* 10 *mars* 1803.)

Tout individu qui continuerait d'exercer l'art des accouchements sans avoir de diplôme sera poursuivi et condamné à une amende pécuniaire envers les hospices. (*Idem.*)

L'amende pourra être portée à 100 francs pour les femmes qui pratiquent illicitement l'art des accouchements. (*Idem.*)

Quant aux autres lois, elles sont applicables à la fois aux médecins, chirurgiens, officiers de santé et sages-femmes.

IX.

Nous consacrons ce dernier chapitre à quelques documents et biographies qui n'ont pu trouver place dans l'exposé qui précède.

.·.

Nous devons signaler un opuscule relatif à l'exercice de la médecine par les femmes; c'est un livre intitulé : *De l'indécence aux hommes d'accoucher les femmes*, par Hecquet (1 vol. in-8, Paris, 1744). Cet auteur s'attache surtout à démontrer que dans les temps anciens la pratique des accouchements a été réservée exclusivement aux femmes (ce qui est faux); puis il fait valoir bien haut cette raison que la pudeur des femmes a besoin d'être ménagée, etc. Tous ces raisonnements sont développés d'une façon pitoyable, susceptible de nuire à la thèse discutée plutôt que de lui venir en aide. Nous pouvons répondre à cet ouvrage d'Hecquet par une phrase empruntée à Louise Bourgeois, qui était à même de bien juger la question : « Ie voudrois que telles femmes fussent plus sages d'effect que de nom; partant, ie conclus qu'il vaut mieux viure entre les mains d'un chirurgien entendu et hardy que de mourir en celles d'une sage-femme ignorante et téméraire. »

Nous citerons ici, d'après Suë, l'anecdote suivante, relative à Hecquet, à cause de la bizarrerie du fait, et aussi parce qu'elle n'est pas inutile pour donner une idée de l'homme :

Lorsqu'il visitait des malades opulents, il allait souvent dans la cuisine embrasser les cuisiniers et les chefs d'office, en les exhortant de bien continuer à faire leur métier : « Mes amis, leur disait-il, je vous dois, ainsi que mes confrères, de la reconnaissance pour tous les bons services que vous nous rendez, à nous autres médecins ; sans vous, sans votre art empoisonneur, la Faculté irait bientôt à l'hôpital. »

Nous pouvons aussi mentionner un autre ouvrage de Rœderer (1), qui est une sorte de réfutation du livre précédent ; il traite fort durement les sages-femmes : « *Heroinæ ignorantiæ, servæ superstitionum ineptissimarum, ex sordidissima plebe natæ, a fame et siti prostratæ, vitiorum compendia.....* » Il indique ensuite les difficultés qui peuvent se présenter et auxquelles les sages-femmes ne sont pas en état de faire face ; il rappelle ensuite que déjà depuis longtemps

(1) G. Rœderer, *De artis obstetricæ præstantia*, in-4°. Gottingue, 1763.

des médecins habiles n'ont pas craint d'étudier cette partie de la chirurgie ; il cite Ruysch, Nicolas Massa, Columbus, Deventer, Van Hoorne, Heister, etc.

En remontant à une époque encore plus ancienne, nous trouvons des témoignages non douteux ; nous nous bornerons à citer ici le suivant, qui est relatif à Paul d'Égine, « *de quo Arabs scriptor Abulpharagius testatur eum peritum fuisse in mulierum morbis, illisque curam impendisse. Convenire ipsum obstetrices solitas fuisse et de rebus quæ post partum acciderant consulere; eum vero dignatum esse iis respondere, et ideo alkawabeli, seu obstetricium fuisse appellatum* (1). »

Nous signalerons encore, pour terminer, quelques écrits relatifs à la pratique de l'accouchement par les femmes, entre autres celui d'Élisabeth Nihell, sagefemme anglaise qui soutint une polémique assez vive avec Smellie. Peu de temps après, elle publia un ouvrage intitulé : *Treatise on the art of midwifery setting forth various abuses therein especially as to the practice vith instruments* (London, 1760, in-8). Ce livre a été traduit en français et publié sous ce titre : *La cause de l'humanité déférée au tribunal de la raison, ou Traité sur les accouchements par les femmes* (Paris, 1771, in-8). Ce sont des déclamations à peu

____

(1) Zach. Platner, *De arta obstetricia veterum.*

près sans valeur par le fond, quoique assez vives par la forme.

D'autres auteurs ont également accordé la préférence aux femmes pour la pratique des accouchements ; mais ici ce ne sont plus des déclamations, des discussions acerbes : nous entrons dans le genre sentimental ou soi-disant philosophique. Les arguments n'y gagnent absolument rien, la forme seule est plus soignée : nous citerons seulement un chapitre de Roussel, « *Système moral et physique de la femme* » (édit. Cerise, Paris, 1845, in-8, p. 269).

M. Michelet a également traité cette question dans un ouvrage publié récemment, et qui a obtenu un grand succès, *l'Amour :* « Nos médecins, dit-il, sont une classe d'hommes extrêmement éclairée, et, selon moi, la première de la France, sans comparaison. Aucune autre ne sait autant, ni autant de choses certaines. Aucune n'est si bien trempée ni d'esprit ni de caractère. Mais enfin leur rude éducation masculine d'écoles et d'hôpital, leur dure initiation chirurgicale, une des gloires de ce pays, toutes ces qualités, ici, entraînent un grave défaut. Elles aboutissent en eux à l'extinction de la fine sensibilité qui seule pourrait percevoir, qui prévoit, devine les choses du féminin mystère. Le sein de la femme, ce doux miracle où la Nature a épuisé sa tendresse, qui donc pourra, sinon la femme, y toucher sans impiété ? »

Quant à l'homme, « son intervention directe est beaucoup moins propre à aider qu'à paralyser la nature. »

On pourra encore discuter longtemps et souvent cette question ; quant à moi, je pense, avec Louise Bourgeois, qu'il vaut mieux vivre entre les mains d'un chirurgien entendu que mourir en celles d'une sage-femme ignorante. Il n'est pas nécessaire, il est vrai, de recourir à des sages-femmes ignorantes, mais il faut reconnaître qu'on a beaucoup plus de chances de tomber sur celles-ci. Il y a eu et il y aura d'heureuses exceptions, — mais l'exception ne doit pas prévaloir sur la règle.

* *

Des matrones furent appelées à examiner Jeanne d'Arc, pour constater si elle méritait le surnom qui lui avait été donné ; elle était accusée d'avoir des intelligences avec le démon, et comme il était admis, à cette époque, que le diable n'avait aucune prise sur les vierges, cette constatation avait une certaine importance. Cet examen fut fait par les dames de Gaucourt et de Vienne, assistées par Iolande d'Aragon, reine de Sicile, belle-mère de Charles VII. On

ne sait si les deux premières exerçaient habituellement la profession de sage-femme, ou si, pour cette
fois seulement, elles furent appelées à en remplir les
fonctions. Leurs investigations furent, comme on le
sait, tout à fait favorables à Jeanne d'Arc.

Ces matrones furent donc appelées, dans ce
cas, comme autrefois les *obstetrices* dont parlent les
jurisconsultes latins. Plus tard encore, elles étaient
chargées d'intervenir lors de ces honteuses épreuves
qu'on désignait sous le nom de *congrès*, dont j'ai
trouvé la description suivante dans un recueil d'anec-
dotes médicales :

« *Puella resupina jacet, cruribus hinc inde distentis;
præstant pudendæ corporis partes quas natura ad deli-
cias generis humani velavit. Has et matronæ et medici
inspiciunt, pertractant, diducunt; magistratus vultu
composito, risum dissimulat; matronæ præsentes venerem dudum oblitam refricant; medicus, pro ætatis dis-
crimine hic vires pristinas reminiscitur; ille animo
æstuante inanis ludicri spectaculo pascitur; chirurgus
aut ferramento fabrefacto, aut cereo et fictitio Priapo,
aditus venereos tentat, aperit, reserat; puella jacens
titillatione vesana prurit; ut etiamsi virgo visitari
cœperit, inde tamen non incorrupta recedat.* »

Nous renverrons ceux de nos lecteurs qui désire-
raient avoir plus de détails sur ce sujet à un écrit de

Guillemeau, intitulé : *Traicté des abus qui se commettent sur les procédures de l'impuissance des hommes et
des femmes*, Paris, 1620, in-8.

M. Delacoux signale, dans sa *Biographie des sages-
femmes célèbres*, la dame Charonne, qui, dit-il, était
fille d'Ambroise Paré : « La fille d'un tel père ne
pouvait qu'honorer sa profession et posséder toutes
les connaissances qui constituaient, à cette époque,
l'art des accouchements. » La dame Charonne n'en
eut que plus de mérite, car elle n'était pas fille d'Ambroise Paré. M. Delacoux, qui parle d'elle surtout
d'après Guillemeau, a lu trop vite le texte de ce dernier chirurgien : « L'an 1599, mademoiselle Simon,
à présent vivante, fille de monsieur Paré, conseiller
et premier chirurgien du Roy, estant prête d'accoucher, fut surprise d'un grand flux de sang, ayant près
d'elle madame la Charonne, estant pareillement assistée de messieurs Haulin (1)..... »

C'est donc l'accouchée, et non l'accoucheuse, qui
était fille d'A. Paré ; du reste, il n'est dit nulle part

(1) Guillemeau, *De la grossesse et accouchement des femmes, etc.*
In-8, Paris, 1620, p. 222. Et plus loin, page 224 : « De récente
mémoire, mademoiselle Coulon, assistée en son travail de madame
la Charonne, sage-femme fort experte..... »

que la dame Charonne était fille de ce chirurgien, ni qu'il ait eu une fille qui ait été sage-femme. M. Malgaigne, dans son histoire du grand chirurgien, donne fort peu de détails sur ce sujet : « Il ne paraît pas que Paré ait eu d'enfants de son premier mariage ; du second il eut deux filles, déjà nées en 1575...; l'une d'elles épousa un certain Simon, il n'est pas question de l'autre fille. »

Puisque nous parlons des descendants d'A. Paré, nous croyons utile de mentionner un détail publié récemment sur ce sujet. M. Villaume rapporte qu'en 1804, « Napoléon, juste appréciateur de tous les genres de mérite, donna mission à M. de Lasuse (1) de rechercher à Laval les descendants d'A. Paré, qu'il eût voulu honorer de ses bienfaits, mais il n'en trouva point. » Lassus ne fut pas heureux dans ses recherches, ou peut-être s'acquitta-t-il de sa mission comme tant d'autres. Il existait encore des descendants d'A. Paré ; en voici d'abord un signalé par M. Malgaigne : « Le hasard m'avait fait tomber sur une traduction de la *Jérusalem délivrée*, publiée à Paris en 1839, par M. Bourlier. L'auteur signait ainsi sa préface : Louis Bourlier, de Laval, département de la Mayenne, un des descendants d'Ambroise Paré..... »

____

(1) Il y a là une faute : c'est Lassus dont il est question.

Je me rappelle avoir lu, il y a trois ou quatre ans, dans un journal politique, un fait énoncé à peu près en ces termes : « Il vient de mourir à Laval une vieille dame âgée de soixante-quinze à quatre-vingts ans : c'était la dernière descendante de l'illustre chirurgien Ambroise Paré. Elle se nommait Désirée-Julienne Ambroise Paré. »

Le nom de plusieurs sages-femmes a été conservé, parce qu'elles eurent la bonne fortune de recevoir à leur apparition au jour quelques-uns de ces monstres dont le type le plus connu est *Ritta Christina*.

Mademoiselle Pourre, qui fut sage-femme en chef de l'Hôtel-Dieu, délivra une femme d'un enfant à deux têtes, qui naquit sans vie ; on le conserva longtemps à Saint-Côme.

Vers 1821, madame Boudet (mademoiselle Dian) accoucha une femme primipare de trois enfants, dont deux étaient organiquement réunis. Cet accouchement triple s'est terminé heureusement.

Deux femmes ont acquis une certaine célébrité dans l'art de confectionner en cire des pièces anatomiques destinées à l'étude.

Mademoiselle Biheron, née à Paris vers 1730, manifesta dès ses premières années les plus grandes dispositions pour l'étude de l'anatomie humaine. La position peu aisée de ses parents ne lui permettait pas de suivre ces goûts; cependant elle parvenait à acheter des livres; elle payait des gens pour aller voler des portions de cadavres qu'elle disséquait ensuite dans sa chambre.

Lorsqu'elle eut ainsi acquis des connaissances assez étendues, mademoiselle Biheron s'occupa de préparer des pièces anatomiques en cire; elle travailla ainsi pendant trente années; elle se rendit à Londres, où elle fut accueillie par Hunter et un de ses élèves, Guillaume Hewson.

Mademoiselle Biheron arriva ainsi à composer un certain nombre de pièces anatomiques dont elle forma un cabinet qui, après être resté ouvert pendant plusieurs années au public, fut définitivement acheté par l'ambassadeur de Russie pour le compte de sa souveraine, Catherine II.

Anne Morandi, de Bologne, née en 1716, épousa en 1740 un anatomiste alors célèbre, Jean Manzolini, qui la dirigea dans l'étude du dessin et de l'anatomie. Après avoir étudié spécialement les organes génitaux de la femme, Anne Morandi modela des préparations en cire représentant la matrice en état de gestation, avec les différentes positions que le fœtus peut y occuper.

Après la mort de son mari (1755), Anne Morandi fut agrégée à l'Académie des sciences de Bologne et à plusieurs sociétés littéraires de différentes villes. En 1758, elle obtint une chaire d'anatomie, et fit des cours qui eurent un certain retentissement. Elle mourut en 1774.

Récemment les journaux de médecine ont parlé des *doctoresses* (c'est le mot consacré) américaines, à propos d'une dame Elisabeth Blackwell, qui est venue de New-York à Londres. Nous empruntons à un excellent recueil médical, la *Clinique européenne*, des détails plus étendus sur ce sujet :

Londres, 26 avril 1859. — « Une doctoresse d'importation américaine, miss Élisabeth Blackwell, est venue depuis quelque temps briller parmi nous. A l'heure qu'il est, le docteur femelle a de grands succès à Londres ; nous avons en elle la personnification la plus caractérisée du bloomérisme médical, de la thérapeutique en crinoline. Miss Blackwell commença par faire ses études à Paris et à Londres, puis alla se faire recevoir docteur dans un collège américain. New-York devint le théâtre de ses débuts dans la pratique ; elle y a fondé un collége ayant pour élèves des dames. L'impulsion donnée par la novatrice fut si entraînante, qu'aujourd'hui plus de deux cents belles Yankees, promues dans ce collége, se sont mises résolûment à l'œuvre, et font concurrence aux hommes, qui jusqu'ici s'étaient exclusivement réservé le droit de pratiquer la médecine.

» Non contente de ses premiers succès, miss Blackwell n'a pas hésité à quitter le nouveau monde, afin de faire profiter l'ancien continent des bienfaits de l'étrange institution dont elle a gratifié l'Amérique. Vers la fin de ce mois, la célèbre doctoresse a commencé son cours. Dans la première leçon, elle a déclaré, en termes pleins d'enthousiasme, que la véritable vocation de la femme est de guérir les maladies, ou tout au moins ceux qui en sont atteints ; que jusqu'à ce moment, par une injustice criante, les hommes s'étaient fait un monopole de cette vocation ; qu'il ne fallait plus souffrir que l'on dépossédât outrageusement la femme de ses attributions naturelles. Elle a, d'une voix ferme, engagé les femmes à reprendre ce qu'on leur avait si injustement enlevé, et à prouver au monde, par des milliers de faits, qu'il avait eu tort de contester au beau sexe l'aptitude à exercer l'art d'Hippocrate. Ce discours fut accueilli avec enthousiasme.

» A la suite de la séance, une dame riche se hâta

de convoquer un meeting dans sa maison de campagne, à Saint-John's Wood. Là on discuta la proposition de fonder un hôpital-école. Les plus modérées demandaient la création d'une école d'infirmières, et lady Byron, la veuve du célèbre poëte, fit l'offre d'une maison à cet effet; mais des grognements bruyants accueillirent cette proposition, on s'écria qu'elle était une offense au point d'honneur: « Nous » sommes Anglaises et libres, disait-on; nous ne » sommes ni des diaconesses allemandes, ni des » sœurs grises françaises. Au lieu de nous assujettir » à l'office d'aides et de servantes, comme miss Nigh- » tingale, nous prétendons agir et régner! » Ainsi on arrêta la résolution de fonder pour les médecins femelles une école avec *hospital and dispensary*. Une dame offrit immédiatement de verser une somme de 5000 livres sterling, plus une rente annuelle de 300 livres. »

Je me rappelle avoir vu, en 1854, à la clinique d'accouchements de M. le professeur Paul Dubois, une jeune Américaine, mademoiselle E. C..., doctoresse de l'université de Cleveland; elle semblait avoir fait des études assez étendues, et elle était beaucoup plus intelligente et plus instruite qu'un grand nombre de ses compatriotes et collègues du sexe masculin.

Puisque nous avons eu occasion de citer le nom de mistriss Élisabeth Blackwell, nous pouvons ajouter qu'il a déjà été porté par une autre sage-femme célèbre de l'Angleterre.

Élisabeth Blackwell était née en 1712, aux environs de Lincoln. Fille d'un pauvre fermier, elle fut placée d'abord comme demoiselle de compagnie auprès d'une dame de Londres. Douée d'une imagination vive et ardente, elle se livra avec assiduité à la lecture, et choisissait de préférence les ouvrages de médecine. Elle épousa alors un médecin des environs de Londres, Alexandre Blackwell, qui avait épuisé sa fortune et contracté des dettes à faire imprimer un ouvrage sur l'agriculture (1731). Elle étudia alors les accouchements et suivit les cours de Smellie, puis elle se livra à la pratique, mais elle ne tarda pas à s'en dégoûter. Son mari ayant été incarcéré pour dettes, Élisabeth dessina et composa un recueil de plantes médicinales qui fut terminé en deux ans ; elle en retira de quoi libérer son mari, et lui fournir les moyens de passer en Suède, où il mourut.

Plus tard, Elisabeth Blackwell publia 500 planches qui, sous le titre de *Curious Herbal*, furent publiées

à Londres en 3 volumes in-folio (1736), et plus tard
en 2 volumes (1739). Cet ouvrage a été traduit et
publié en latin à Nuremberg (1750 et 1760).

Élisabeth Blackwell mourut en 1770.

.·.

En 1728, un chirurgien de Londres, nommé Saint-
André, avait publié un ouvrage sur la génération,
dans lequel il prétendait que certains animaux pouvaient en engendrer d'autres tout différents ; qu'ainsi
une sole pouvait produire une grenouille, une carpe,
un poulet, une huître, etc. Pour appuyer ce nouveau
système, il prétendit qu'une de ses voisines, nommée Godalmin, avait mis au monde un lapin, et il
montrait ce singulier produit. Ce phénomène se re-
produisit quelque temps après, en présence de plusieurs chirurgiens. On cria au miracle, et l'on donna
de l'argent pour voir la mère et son rejeton. Quelques sages-femmes de Londres, entre autres Sarah
Stone, dénoncèrent d'abord cette supercherie. La
justice s'en mêla, et l'on surprit en flagrant délit la
léporigène et ses complices. Un seul chirurgien,
Guillaume Giffard, se joignit aux sages-femmes pour
démasquer cette jonglerie.

Marhy Dunally, sage-femme irlandaise, née à Dungannan, à la fin du xviii° siècle, est connue par le fait suivant. Elle pratiqua une opération césarienne avec un rasoir, seul instrument tranchant qu'elle eût à sa disposition. Après que l'enfant fut extrait, elle ne put procéder seule au pansement, et elle envoya chercher un chirurgien, qui ne vint qu'au bout de deux heures; pendant ce temps, la téméraire chirurgienne tint les lèvres de l'incision rapprochées pour arrêter l'écoulement du sang. La femme a survécu à cette opération et a guéri.

Récemment les journaux politiques (la *Patrie* du 14 juillet) publiaient la note suivante, qui a été reproduite avec force fautes typographiques par presque tous les journaux de médecine :

« Il vient de mourir à Darmstadt un docteur en médecine qui jouissait d'une réputation européenne; ce docteur était une femme, madame Charlotte Heidenreich, née de Sieboldt. Elle vouait particulièrement ses soins aux jeunes mères. En 1819, elle avait été appelée en Angleterre, lors de la naissance de

la reine Victoria. Un grand nombre de cours du-
cales et princières d'Allemagne ont eu recours à
son art. »

La famille de cette sage-femme a fourni plusieurs
illustrations à la médecine. Sa mère, Joséphine de
Sieboldt, était docteur dans l'art de l'obstétrique
(*doctor artis obstetricæ*) de la Faculté de Giessen;
elle exerça à Darmstadt, où elle acquit une grande
réputation. Elle avait épousé de Sieboldt, médecin
en chef et directeur des hôpitaux de Darmstadt.
Ils eurent deux enfants, Charlotte de Sieboldt, également docteur en obstétrique de la Faculté de
Giessen, et Charles de Sieboldt, médecin célèbre
de l'Allemagne.

Parmi les sages-femmes allemandes, nous signalerons encore Justine Siegmundin, Anne-Élisabeth
Horenburgein, qui vivaient à la fin du xviie siècle,
et Barbe Weidmannin, au commencement du xviiie;
ce sont les premières sages-femmes de ce pays qui
aient écrit des traités d'accouchements à l'usage des
sages-femmes.

Nous avons dit précédemment que les avortements
et les infanticides étaient très fréquents chez les Ro-

mains; on trouve, en outre, dans plusieurs auteurs, des traces nombreuses d'autres crimes, tels que les suppressions et les suppositions d'enfants. On abandonnait aussi très fréquemment ces pauvres créatures dans des endroits consacrés à cet usage; on les déposait au pied de la colonne du Lait (*columna Lactaria*), qui était placée dans le marché aux légumes. Presque tous les jours on trouvait des enfants nouveau-nés sur les bords de la mare de Vélabre, au pied du mont Aventin. C'étaient, en général, les sages-femmes qui se chargeaient de l'abandon des enfants dans ce lieu retiré et malsain. Quelquefois, par contre, d'autres sages-femmes venaient recueillir un de ces malheureux et le portaient à des femmes qui, pour une cause ou une autre, simulaient une grossesse et un accouchement. Juvénal fait allusion à ces usages dans les vers suivants :

> Transeo suppositos et gaudia votaque sæpe
> Ad spurcos decepta lacus, atque inde petitos
> Pontifices Salios, Scaurorum nomina falso
> Corpore laturos (1).

> Rappellerai-je ici les enfants supposés,
> Les transports et les vœux des pères abusés,
> Et l'égout du Vélabre, où dorment dans la fange
> Ceux qui des Saliens grossiront la phalange;
> Ces fruits de la débauche, audacieux intrus,
> Usurpateurs futurs du grand nom des Scaurus.

____

(1) Juvénal, sat. VI, v. 602. — Traduction de M. A. Constant Dubos.

Ce crime de supposition de part est plusieurs fois signalé dans les comédies, notamment dans Plaute : « *Suppostrix puerum! Ego edepol jam tua probra aperibo omnia* (1). »

Des peines très sévères, la peine capitale même, menaçaient celles qui se rendaient coupables de ces actes : « *Obstetricem quæ partum alienum supposuit, ultimo supplicio affici placuit* (2). »

Aujourd'hui les peines sont moins sévères, il est vrai, mais on les applique ; aussi tous ces actes sont devenus beaucoup moins communs. Ce sont encore les sages-femmes qui s'en rendent coupables, presque toujours quelqu'une de celles qui tiennent ces maisons dites d'accouchement dont nous avons parlé précédemment. Ces établissements sont peu surveillés, en raison même de leur destination apparente ; aussi se trouvent-ils tout naturellement ouverts à tous les abus et à tous les actes criminels ; récemment encore la *Gazette des tribunaux* (15 juillet 1859) signalait un fait de ce genre en mentionnant des détails assez curieux.

Madame Renard, qui tient une maison d'accouchement qu'elle annonce dans tous les journaux, avait déjà été poursuivie pour suppression d'état, à l'occasion de son intervention directe pour le dépôt

----

(1) Plaute, *Truculentus*, act. IV, sc. II, v. 50.
(2) Julius Paulus, *Recerptar. sentent.*, lib. II.

au tour d'enfants nés dans son établissement; plusieurs fois elle avait été l'objet de sévères observations; enfin, le 14 juillet, elle avait à rendre compte d'une escroquerie accomplie dans les circonstances suivantes :

«J'accouchai, le 14 juillet, d'une fille. Madame Renard me proposa alors de me placer mon enfant à l'hospice des enfants assistés. Je préférais mettre ma petite fille chez une nourrice de confiance, mais madame Renard me dit que l'hospice m'offrirait bien plus de garanties de mystère, que je pourrais voir ma petite quand je voudrais, et la retirer quand bon me semblerait. Je me rendis à ces raisons.

» Le père de mon enfant s'entendit avec madame pour le prix du dépôt; elle demanda d'abord 500 fr., puis le lendemain elle en demanda 1000, disant qu'il y en avait moitié pour l'hospice, que la personne qui se chargeait de faire recevoir les enfants à l'hospice était devenue plus exigeante, etc., etc.

» Comme une nourrice m'aurait coûté moins cher, je me décidai à en prendre une; alors madame Renard consentit à se charger de tout au prix de 600 francs. La chose bien convenue, elle emporta mon enfant; elle devait le faire inscrire sous les noms de Clotilde-Élisabeth (ceux sous lesquels elle avait été baptisée).

» Le 7 du mois dernier, je me présente à l'hospice et je demande mon enfant, en disant ses noms
et la date de son dépôt ; on cherche sur les registres,
et l'on me répond qu'aucun enfant n'a été déposé
sous ces noms. Surprise au dernier point, je cours
chez madame Renard, et je lui demande une explica-
tion ; elle m'apprend alors qu'elle a déposé mon enfant sous les noms de Julia-Juliette. Je retournai à
l'hospice, et, sur mes nouvelles indications, on m'apprit qu'en effet ma petite fille avait été déposée et
envoyée par l'administration en nourrice à Rouen,
où elle était morte. »

Madame Renard a été condamnée à un an de pri-
son et 50 francs d'amende.

Il nous semble qu'en présence de pareils faits, l'administration devrait prendre des mesures sévères
pour l'installation et la surveillance de ces maisons
d'accouchement. Nous avons déjà signalé les graves
inconvénients, les dangers de certains de ces établissements, où le nombre des avortements provoqués
dépasse de beaucoup celui des accouchements à
terme ; d'autres abus de toutes sortes se commettent
journellement dans ces maisons, qui ne reculent devant aucun acte honteux, pourvu qu'il puisse en
résulter quelque profit. Nous rappellerons ici que
plusieurs de ces maisons sont également des refuges

ouverts à la prostitution, et surtout au *lenocinium* ou proxénétisme, ce que Louise Bourgeois exprime en termes plus techniques (page 195).

Laissons de côté ces honteux détails, et revenons aux sages-femmes qui ont honoré leur profession : nous ne pouvons mieux terminer cette étude historique qu'en consacrant quelques lignes à une des plus habiles sages-femmes.

Madame Boivin avait acquis de bonne heure des connaissances très étendues dans l'art des accouchements, et elle ne tarda pas à se distinguer par la publication de travaux importants, parmi lesquels nous signalerons le *Mémorial des accouchements*, un Mémoire sur les môles hydatiques, un autre sur les causes de l'avortement, sur un pelvimètre, sur l'absorption du placenta, etc. Enfin, elle composa avec le professeur Dugès le *Traité des maladies de l'utérus et de ses annexes* (2 vol. in-8° et atlas in-folio, 1833). Versée dans la connaissance des langues étrangères, elle traduisit plusieurs ouvrages anglais et italiens, entre autres le *Traité des hémorrhagies utérines* de Rigby, un Mémoire sur l'accouchement artificiel, un autre sur l'opération césarienne, par Ferrario.

Madame Boivin ne tarda pas à acquérir une renommée européenne, et elle fut honorée d'un grand

nombre de titres ; elle fut nommée docteur en médecine de l'université de Marbourg, membre de la Société d'émulation, membre de la Société de médecine
pratique, etc.

FIN.

ERRATA.

Page 25, ligne 15, le mot *parte* est répété inutilement.

Page 31, ligne 1, le premier vers de la citation de Claudien doit être ainsi rétabli :

> Quod si forte malus *membris* exuberat humor.

Page 59, ligne 8, au lieu de *puteat*, lisez *pateat*.

Page 120, ligne 6, au lieu de *quod emit*, lisez *quos emit*.

TABLE DES MATIÈRES.

FIN DE LA TABLE DES MATIÈRES.

CATALOGUE DES LIVRES DE FONDS

DE LA LIBRAIRIE

ADRIEN DELAHAYE

Paris, place de l'École-de-Médecine, 23.

GRAND ASSORTIMENT

D'OUVRAGES DE MÉDECINE ET DE CHIRURGIE

ANCIENNE ET MODERNE.

Tous les ouvrages portés dans ce catalogue sont expédiés par la poste, dans les départements et en Algérie, *francs et sans augmentation sur les prix marqués.* Joindre à la demande des timbres-poste ou un mandat sur Paris.

BARBASTE. **De l'état des forces dans les maladies, et des indications qui s'y rapportent.** Paris, 1857, 1 vol. in-8 de 170 pages...... 2 fr.

BAUCHET, chirurgien des hôpitaux de Paris. **Du panaris et des inflammations de la main.** 1859, 1 vol. in-8, 2ᵉ éd. revue et augm. 3 fr. 50 c.

BAUDOT (Edmond), docteur en médecine. **Examen critique de l'incubation appliquée à la thérapeutique.** Paris, 1858, grand in-8. 1 fr. 25 c.

BAYLE. **Encyclopédie des sciences médicales**, publiée sous la direction de M. BAYLE. 40 vol. in-8, avec une table générale de la collection. 70 fr.

BAZIN, médecin de l'hôpital Saint-Louis. etc. **Leçons sur la scrofule,** considérée en elle-même et dans ses rapports avec la syphilis, la dartre et l'arthritis. Paris, 1859, in-8, deuxième édition (*sous presse*).

BAZIN. **Leçons théoriques et cliniques sur les affections cutanées parasitaires**, professées à l'hôpital Saint-Louis, rédigées et publiées par A. POUQUET, interne des hôpitaux, revues et approuvées par le professeur. Paris, 1858, 1 vol. in-8 orné de 5 planches sur acier............ 5 fr.

BAZIN. **Leçons théoriques et cliniques sur les syphilides** considérées en elles-mêmes et dans leurs rapports avec les éruptions dartreuses, scrofuleuses et parasitaires ; professées par le docteur BAZIN, recueillies et publiée par Louis FOURNIER, interne de l'hôpital Saint-Louis, revues et approuvée. par le professeur. 1859, 1 vol. in-8..................... 4 fr.

BAZIN. Leçons théoriques et cliniques sur les affections de la peau d'origine dartreuse et arthritique, considérées en elles-mêmes et dans leurs rapports avec les affections scrofuleuses, syphilitiques et parasitaires; revues et publiées par M. Sergent, interne à l'hôpital Saint-Louis, revues et approuvées par le professeur. 1 vol. in-8 (*sous presse*).

BONFILS, docteur en médecine, ancien interne lauréat des hôpitaux de Paris. De l'emploi de l'émétique à haute dose, dans une série de chorées observées à l'hôpital des Enfants malades en 1857. In-4 de 88 pages. .... 1 fr. 50 c.

BRACHET, professeur de pathologie générale, membre de l'Académie impériale de médecine, chevalier de la Légion d'honneur, etc. **Traité complet de l'hypochondrie.** 1844, 1 vol. in-8 de 739 pages. 3 fr. 50 c.

Ouvrage couronné par l'Académie de médecine de Paris.

BRACHET. Traité de l'hystérie. 1847, 1 vol. in-8 de 516 pages. .... 3 fr. 50 c.

Ouvrage couronné par l'Académie de médecine de Paris.

BRACHET. Traité pratique des convulsions dans l'enfance. 1837, deuxième édition revue et augmentée. 1 vol. in-8 de 400 pages. 3 fr. 50 c.

Ouvrage couronné par le Cercle médical de Paris.

BRACHET. Traité pratique de la colique de plomb. 1850, 1 vol. in-8 de 295 pages. .... 1 fr. 50 c.

Ouvrage couronné par l'Académie des sciences de Toulouse.

BRACHET. Études physiologiques sur la théorie de l'inflammation, 1854, 1 vol. grand in-8, 68 pages. .... 1 fr. 50 c.

BRACHET. Physiologie élémentaire de l'homme, 2ᵉ édition, revue et considérablement augmentée. Paris, 1855, 2 vol. in-8. ...... 5 fr.

DEVALZ, docteur en médecine, ancien interne des hôpitaux de Paris. Du varicocèle ovarien et de son influence sur le développement de l'hématocèle rétro-utérine. 1858, in-4 de 46 pages. .... 1 fr. 25 c.

DOLBEAU, prosecteur de la Faculté de médecine de Paris, chirurgien des hôpitaux. **Mémoire sur une variété de tumeur sanguine, ou grenouillette sanguine.** 1857, in-8. .... 1 fr.

DOLBEAU. Mémoire sur les tumeurs cartilagineuses des doigts et des métacarpiens. 1858, in-8 de 66 pages. .... 1 fr. 50 c.

DOLBEAU. Des tumeurs cartilagineuses de la parotide et de la région parotidienne. 1859, in-8 de 43 pages. .... 1 fr. 25 c.

DOLBEAU. Mémoire sur les tumeurs cartilagineuses des mâchoires (enchondromes). 1859, in-8 de 33 pages. .... 1 fr.

DUCHESNE, docteur en médecine, membre du Conseil d'hygiène, etc. **De la prostitution dans la ville d'Alger depuis la conquête.** 1853, 1 vol. in-8. .... 2 fr.

DURIAU, chef de clinique de la Faculté de médecine de Paris. **Parallèle du typhus et de la fièvre typhoïde.** 1855, in-8 de 55 pages. 1 fr. 25 c.

DURIAU et Maximin **LEGRAND**. De la péliose rhumatismale, ou érythème noueux rhumatismal. 1858, in-8. .... 50 c.

DURIAU. Étude clinique sur l'apoplexie de la moelle épinière et sur les paralysies des extrémités inférieures, 1859, grand in-8 de 24 pages.. 75 c.

DURIAU. Note sur un cas d'éclampsie et de manie puerpérale, 1859, in-8 de 19 pages................................ 50 c.

FAUVEL, interne en chirurgie à l'hôpital de la Charité. **La vraie vérité sur M. Vriès**, dit le docteur Noir. 1859, grand in-8 de 64 pages, 2ᵉ édit................................... 75 c.

FISCHER (Paul), interne des hôpitaux de Paris. **De la myosite**, 1859, in-8 de 41 pages.............................. 1 fr.
    Mémoire couronné par la Société de médecine de Bordeaux.

FOUCHER, professeur agrégé à la Faculté de médecine de Paris, chirurgien des hôpitaux, **Mémoire sur les kystes de la région poplitée**. In-8............................... 1 fr. 25 c.

FOUCHER. Études sur les veines du cou et de la tête, Grand in-8. 1 fr.

FOUCHER. **Des** déformations de la pupille, de leurs diverses causes et de leur valeur symptomatique. In-8.................. 75 c.

FOURCY (Eugène de), ingénieur en chef au corps des mines. **Vademecum des herborisations parisiennes**, conduisant par la méthode dichotomique aux noms d'ordre, de genre et d'espèce de toutes les plantes spontanées ou cultivées en grand dans un rayon de 30 lieues autour de Paris. Paris, 1859, 1 vol. in-18 de 330 pages........... 4 fr. 50 c.

FOURNIER (Alfred), interne de l'hôpital du Midi. **Recherches sur la contagion du chancre**, 1857, in-8 de 7 feuilles.............. 2 fr.

FOURNIER. Études sur le chancre céphalique. 1858, in-8. 1 fr. 25 c.

FRANCO (Pierre). **Traité des hernies**, nouvelle édition, d'après celle de 1561, précédée d'une introduction et accompagnée de notes historiques et critiques par Ar. Verniau, professeur agrégé à la Faculté de médecine de Paris, chirurgien des hôpitaux, et A. Wasmont, docteur en médecine, ancien interne des hôpitaux. 1859, 1 vol. in-8 avec planches dans le texte (*sous presse*).

GENDRIN, médecin de l'hôpital de la Pitié. **Traité de médecine pratique**. Paris, 1838 à 1842, 3 vol. in-8....................... 16 fr.

GENDRIN. Leçons sur les maladies du cœur, 1842, 1 vol. in-8., 4 fr.

GENDRIN. Monographie du choléra-morbus épidémique de **Paris**, rédigée spécialement sur les observations cliniques de l'auteur à l'Hôtel-Dieu de Paris. 1 vol. in-8................................. 5 fr.

GENDRIN. De l'influence des âges dans les maladies, 1 vol. in-8 de 108 pages................................... 1 fr. 50 c.

GENDRIN. Lettres à **M. Ducoux** sur les eaux minérales, Broch. 75 c.

GENDRIN. Mémoire sur le diagnostic des anévrysmes des grosses artères. In-8 de 10 pages.......................... 1 fr. 25 c.

GUYON (**F.**), docteur en médecine, aide d'anatomie de la Faculté de médecine de Paris, etc. **Études sur les cavités de l'utérus dans l'état de vacuité**, depuis la naissance jusque dans la vieillesse. 1858, in-4 avec 2 planches.. 2 fr.

HARDY, médecin de l'hôpital Saint-Louis, professeur agrégé à la Faculté de médecine de Paris, etc. **Leçons sur les maladies de la peau**, dartres, scrofulides, syphilides ; rédigées et publiées par le docteur Moysant, ancien interne des hôpitaux, revues et approuvées par le professeur. 1858, 1 vol. in-8.. 3 fr. 50 c.

HARDY. **Leçons sur les maladies de la peau**, taches, difformités, maladies accidentelles, parasitaires ; rédigées et publiées par M. Garnier, interne des hôpitaux, revues et approuvées par le professeur, 1859, 1 vol. in-8. 2ᵉ et dernière partie. Prix... 4 fr.

JODIN, médecin du 9ᵉ bureau de bienfaisance de Paris. **De la nature et du traitement du croup et des angines couenneuses**, étude clinique et microscopique, etc. Paris, 1859, in-8 de 39 pages............ 1 fr. 25

JORDAO, docteur en médecine. **Considérations sur un cas de diabète.** 1857, in-4, 86 pages et 2 planches........................... 1 fr. 50 c.

LABORDE, lauréat de la Faculté de médecine de Paris. **De la valeur du chlorate de potasse dans le traitement des gingivites chroniques**, avec ou sans pyorrhée alvéolo-dentaire. 1858, in-8................... 50 c.

LEFORT, docteur en médecine de la Faculté de Paris, aide d'anatomie à la Faculté de médecine, etc. **Recherches sur l'anatomie du poumon chez l'homme.** 1859, 1 vol. grand in-8 de 130 pages et 2 planches. 2 fr. 50 c.

LEGOUEST, professeur de clinique chirurgicale à l'école impériale du Val-de-Grâce. **Des kystes synoviaux du poignet et de la main.** 1857, in-8 de 136 pages... 2 fr.

LEGOUEST, **Des congélations observées à Constantinople pendant l'hiver de 1854-1855.** 1856, mémoire in-8 de 31 pages.... 1 fr. 25 c.

LEGOUEST, **Études sur les amputations partielles du pied et de la partie inférieure de la jambe.** 1856, mémoire in-8 de 54 pages... 1 fr. 50 c.

MALGAIGNE, professeur de médecine opératoire à la Faculté de médecine de Paris, chirurgien des hôpitaux, etc. **Journal de chirurgie** et **Revue médico-chirurgicale de Paris.** Ces deux collections importantes, publiées par M. Malgaigne, forment 22 volumes grand in-8 (*Journal de chirurgie*, 1843-1846, 4 vol., et *Revue médico-chirurgicale*, 1847 à 1855). Ces deux journaux réunis contiennent un grand nombre de mémoires originaux très importants et des articles critiques fort estimés. Prix de la collection complète, 22 vol.. 40 fr.

MAREY, docteur en médecine, ancien interne des hôpitaux de Paris, membre de la Société anatomique. **Recherches sur la circulation du sang à l'état physiologique et dans les maladies.** 1859, in-4 de 119 pages et figures... 2 fr.

MATTEI, docteur en médecine, professeur particulier d'accouchements. Études sur la nature et le traitement des fièvres puerpérales, des résorptions purulentes et des résorptions putrides. 1858, in-8 de 51 pages. .... 1 fr. 25 c.

NONAT, médecin de l'hôpital de la Charité, professeur agrégé à la Faculté de médecine de Paris, etc. **Traité pratique des maladies de l'utérus et de ses annexes.** 1859, 1 vol. in-8 avec planches dans le texte (*sous presse*).

OLLIER, docteur en médecine, ancien interne des hôpitaux de Lyon. **De la production artificielle des os au moyen de la transplantation du périoste et des greffes osseuses.** 1859, in-8 de 20 pages. . . . . . . 75 c.
Mémoire lu à la Société de biologie.

PIORRY, médecin de l'hôpital de la Charité. **Leçons cliniques sur la scrofule,** recueillies par F. Duriau, chef de clinique de la Faculté. 1857, in-8. . . . . 50 c.

RICORD, chirurgien de l'hôpital du Midi, membre de l'Académie impériale de médecine, etc. **Leçons sur le chancre,** rédigées et publiées par le docteur Fournier, ancien interne de l'hôpital du Midi. Deuxième édition, revue et augmentée, 1 vol. in-8 avec planches coloriées (*sous presse*).

RICORD. **Leçons sur les maladies des testicules,** publiées par V. Poisson, interne des hôpitaux (*sous presse*).

RICORD **Clinique iconographique de l'hôpital des Vénériens,** recueil d'observations suivies de considérations pratiques sur les maladies qui ont été traitées dans cet hôpital. 1 vol. grand in-4, avec 66 planches coloriées et portrait de l'auteur, relié en demi-chagrin. . . . . 150 fr.

RICORD. **Lettres sur la syphilis,** adressées à M. le rédacteur de l'*Union médicale*. 1859, 3° édit. (*sous presse*).

ROUSSEAU, docteur en médecine, aide-naturaliste et chef des travaux anatomiques du Muséum d'histoire naturelle de Paris, etc. **Anatomie du système dentaire chez l'homme et chez les principaux animaux.** Nouvelle édition, augmentée du système dentaire de la chauve-souris commune, du hérisson et de la taupe. Paris, 1839, 1 vol. grand in-8 avec 31 planches dessinées d'après nature. . . . . 16 fr.
Ouvrage mentionné honorablement par l'Institut de France.

ROUYER (Jules). **Des vices de conformation du bassin.** Leçons et observations recueillies à la clinique d'accouchements de M. le professeur Paul Dubois. 1855, in-8 de 50 pages. 1 fr. 25 c.

ROUYER (Jules). **Études historiques sur quelques points de pratique médicale à Rome :** Bains publics, — Avortement, — Philtres, — Castration des hommes et des femmes, — Infibulation, — Cosmétique, — Femmes qui ont exercé la médecine. Paris, 1859, 1 vol. in-8. 3 fr. 50 c.

ROUYER. **Des tumeurs de la région palatine formées par l'hypertrophie des glandules salivaires.** In-8 de 24 pages. . . . . 1 fr.

ROUYER. **Du traitement des kystes de l'ovaire par les injections iodées,** in-8. . . . . 1 fr.

ROUYER. Études cliniques sur les fongosités de la muqueuse utérine et sur leur traitement par l'abrasion et la cautérisation. 1858, broch. in-4 de 50 pages....................................... 1 fr. 50 c.

SCHEVING, docteur en médecine de la Faculté de Paris, ex-médecin en chef des hôpitaux de Phalzbourg et de Montmédy. **Considérations médico-chirurgicales sur la tumeur blanche**, Examen pathologique, clinique et critique de la tumeur blanche, envisagée particulièrement au point de vue de la pathologie et de la thérapeutique médicales. 1858, in-8 de 160 pages....................................... 2 fr. 50 c.

SYDENHAM. Œuvres de médecine pratique, traduites en français sur la dernière édition anglaise par Jault, et revue par Baumes. 2 gros vol. in-8, Montpellier, 1816....................................... 4 fr. 50 c.

THIERRY (Alex.), docteur en médecine de la Faculté de Paris, membre du Conseil général. **De la torsion des artères.** 1829, in-8 de 22 pages et une planche....................................... 1 fr.

THIERRY (Alex.). **Sur l'enseignement et les exercices gymnastiques.** 1848, in-8 de 15 pages....................................... 50 c.

THIERRY (Alex.). **Sur les accidents graves qui peuvent résulter de l'extirpation d'un cor.** In-8 de 8 pages....................................... 50 c.

THIERRY (Alex.). **Traitement des cors aux pieds**, 2° article. In-8 de 4 pages....................................... 25 c.

THOLOZAN, professeur agrégé à l'école impériale du Val-de-Grâce. **Des métastases.** 1857, 1 vol. in-8 de 124 pages....................................... 2 fr.

THOLOZAN. Hématologie (de l'état actuel des connaissances acquises en). 1853, 1 vol. in-4 de 112 pages....................................... 2 fr. 50 c.

TISSOT (œuvres). Édition du professeur Hallé. 1 vol. in-8 à deux colonnes de 696 pages....................................... 4 fr. 25 c.

TRÉLAT, professeur agrégé à la Faculté de médecine de Paris. **De la nécrose causée par le phosphore.** 1857, 1 vol. in-8 de 120 pages. .... 2 fr. 50 c.

TRÉLAT. **Des fractures de l'extrémité inférieure du fémur.** 1854, in-4, 76 pages....................................... 3 fr. 50 c.

VAQUEZ, docteur en chirurgie de la Faculté de médecine de Paris. **Chirurgie conservatrice du pied**, Mémoire sur l'amputation de M. le professeur Malgaigne (désarticulation astragalo-calcanéenne, ou amputation sous-astragalienne des auteurs); quelques mots sur l'extirpation du calcanéum (opération de Monteggia). Paris, 1859, 1 vol. in-4 de 179 pages, 2 planches lithographiées et 5 figures dans le texte. . . . . . 3 fr. 50 c.

WIELAND, docteur en médecine, ancien interne des hôpitaux de Paris. Étude sur l'évolution de l'utérus pendant la grossesse, et sur le retour de cet organe à l'état normal après l'accouchement. 1858, in-4 de 82 pages....................................... 2 fr.

VIRCHOW (Rodolphe), professeur d'anatomie pathologique à la Faculté de médecine de Berlin, membre correspondant de l'Institut de France. **La syphilis constitutionnelle.** Ouvrage revu et considérablement augmenté par l'auteur, traduit de l'allemand par le docteur Paul Picard, interne des hôpitaux de Paris. 1 vol. in-8 avec planches dans le texte (*sous presse*).

ZIMMERMANN. Traité de l'expérience en général, et en particulier dans l'art de guérir. Nouvelle édition, augmentée de notes par Lefeuvre de V... 3 vol. in-8, Montpellier, 1818................. 3 fr. 75 c.

Quelques exemplaires des ouvrages suivants :

BOURGERY. Traité complet de l'anatomie de l'homme, comprenant la médecine opératoire, dessiné d'après nature par Jacob. 1830 à 1835. 8 vol. in-folio, demi-reliure chagrin, fig. noires,............ 600 fr.

— Le même ouvrage, 8 vol. in-fol., demi-reliure ch., fig. col.... 1000 fr.

— Le même relié en 14 vol., demi-reliure, fig. col............. 1050 fr.

DELPECH. De l'orthopédie par rapport à l'espèce humaine, Paris, 1828, 2 vol. in-8 et atlas in-fol. de 78 pl......................... 25 fr.

— Chirurgie clinique de Montpellier, 1823 à 1828, 2 vol. in-4, fig. 25 fr.

DEMOURS. Traité des maladies des yeux, avec planches coloriées d'après nature, 3 vol. in-8, et 1 vol. in-4 de planches,................. 25 fr.

Paris. — Imprimerie de L. Martinet, rue Mignon, 2.